DIKSHA BHAT

"Enigmas dentários pediátricos: Explorada a hipomineralização do incisivo molar"

DIKSHA BHAT

"Enigmas dentários pediátricos: Explorada a hipomineralização do incisivo molar"

"Guia completo para o diagnóstico, tratamento e gestão a longo prazo da hipomineralização dos incisivos molares"

ScienciaScripts

Imprint

Any brand names and product names mentioned in this book are subject to trademark, brand or patent protection and are trademarks or registered trademarks of their respective holders. The use of brand names, product names, common names, trade names, product descriptions etc. even without a particular marking in this work is in no way to be construed to mean that such names may be regarded as unrestricted in respect of trademark and brand protection legislation and could thus be used by anyone.

Cover image: www.ingimage.com

This book is a translation from the original published under ISBN 978-620-8-22476-9.

Publisher:
Sciencia Scripts
is a trademark of
Dodo Books Indian Ocean Ltd. and OmniScriptum S.R.L publishing group

120 High Road, East Finchley, London, N2 9ED, United Kingdom
Str. Armeneasca 28/1, office 1, Chisinau MD-2012, Republic of Moldova, Europe
Printed at: see last page
ISBN: 978-620-3-19568-2

INTRODUÇÃO

O desenvolvimento dentário e a mineralização nos seres humanos começam antes do nascimento e continuam até à adolescência, quando os molares permanentes completam a sua mineralização. O primeiro molar permanente é o primeiro dente da dentição permanente a mineralizar-se, um processo que começa por volta do nascimento e termina aproximadamente aos três anos de idade.[1]

O esmalte dentário é a estrutura mais dura e mais mineralizada do corpo humano. A singularidade do esmalte em comparação com outros tecidos mineralizados deve-se ao seu elevado conteúdo mineral. Cerca de 87% do volume do esmalte e 95% do seu peso são compostos por cristalitos bem compactados e organizados.

Comparado com o volume dos cristais de outros tecidos mineralizados, como o osso, a dentina e o cemento, o volume dos cristais do esmalte é mil vezes superior. Apesar da sua dureza, o esmalte dentário pode ser destruído rapidamente pela cárie dentária. Além disso, o esmalte também pode ser afetado por vários defeitos estruturais que podem ser herdados ou adquiridos (**James P. Simmer 2001**). [2]

A amelogénese é o processo de formação do esmalte, que ocorre em diferentes fases/estágios, em paralelo com a formação da dentina. O esmalte é o produto das células do epitélio interno do esmalte. A formação do esmalte começa ao longo da futura junção dentino-esmalte (DEJ) durante a fase de sino do desenvolvimento do dente. A formação do esmalte começa nas pontas das cúspides ou no meio da borda incisal e é depositada camada por camada em direção à área cervical.[3]

Os ameloblastos são as células formadoras do esmalte. O epitélio interno do esmalte mostra diferentes estados de maturidade dos ameloblastos, o que lhes permite produzir primeiro uma matriz de esmalte rica em proteínas, actuando como núcleos de cristais que se alongam em fitas longas e finas. Mais tarde, estas formam-se em bastonetes de esmalte.[30] Quando as células do epitélio interno do esmalte se diferenciam, deixam de se poder dividir. As células epiteliais indiferenciadas começam por ser cubóides, mas rapidamente adquirem uma forma delgada e colunar. Os chamados ameloblastos secretores são responsáveis pela criação de um ambiente extracelular favorável à deposição de minerais e pela colocação da matriz orgânica de

proteínas. A matriz do esmalte é produzida no retículo endoplasmático, armazenada no aparelho de Golgi e transportada para o topo do ameloblasto sob a forma de grânulos secretores. Este processo custa muita energia, razão pela qual é possível reconhecer uma variedade de mitocôndrias. Pouco antes da secreção, as células tornam-se muito longas, até
50 µm de comprimento, mas apenas cerca de 7 µm de diâmetro.[3] O ameloblasto maduro e secretor é finalmente reconhecível pelo seu processo de Tomes, que tem uma superfície secretora onde a matriz do esmalte emerge dos grânulos secretores.

A estrutura resultante do esmalte são os prismas de esmalte, moldados de acordo com esta superfície secretora. O termo "prisma de esmalte" provém de uma altura em que a investigação sobre o esmalte dentário era fortemente mineralógica. Na literatura, para além do nome "prisma", também se utiliza "bastão". Cada prisma representa a imagem fossilizada do caminho que o ameloblasto associado percorreu desde a junção dentino-esmalte até à superfície externa do esmalte. A matriz é um passo intermédio importante na disposição dos cristais no esmalte. Ela forma uma estrutura molecular na qual os cristais são depositados. Assim, o esqueleto cristalino é fornecido, no qual principalmente iões de fosfato e cálcio são organizados em hidroxiapatite. Quanto mais a matriz é reabsorvida pelos ameloblastos, mais espaço é criado para os cristais, que se dispõem cada vez mais perto. Esta absorção e maturação do esmalte é controlada pelos ameloblastos maturacionais. Ocupando até dois terços do tempo de formação do esmalte, a fase de maturação é considerada a fase mais longa, durante a qual as proteínas e os fluidos do esmalte são gradualmente removidos do esmalte. **(E. Mangum et al 2010)**[30]

As proteínas do esmalte são essenciais para a formação do esmalte dentário. Começando pouco antes do início da biomineralização da dentina e até ao final da fase secretora, os ameloblastos segregam proteínas do esmalte. A amelogenina, a ameloblastina e a enamelina são as principais proteínas segregadas na frente de mineralização para aumentar gradualmente o comprimento dos cristalitos existentes.[2] A enamelisina processa as proteínas do esmalte numa série de produtos de clivagem. A calicreína 4 é a principal serina proteinase glicosilada na fase de maturação da amelogénese e é responsável pela degradação e remoção das proteínas da matriz do esmalte. O resultado desta mudança de atividade é a cessação do alongamento do comprimento dos cristais e o crescimento acelerado em largura e espessura, bem como a degradação da matriz orgânica e, finalmente, o seu quase completo desaparecimento.[3] O esmalte dentário é formado continuamente, podendo ser observadas microscopicamente camadas individuais de depósitos, que indicam um aumento diário de 4 μm ou que correspondem a um período mais longo. São as chamadas estrias de Retzius. Nas superfícies laterais dos dentes, estas camadas de crescimento vêm à superfície e tornam-se visíveis como perikymata. Quando o esmalte está completo, os ameloblastos convertem-se em células cubóides que já não podem formar esmalte. **(HE Schroeder et al)**[31]

Muitas malformações do esmalte são atribuídas à perturbação de um dos processos relevantes, como a produção da matriz, a secreção da matriz, a disposição da matriz, a formação de cristais e, acima de tudo, a reabsorção da matriz. A absorção incompleta da matriz não permite uma mineralização suficiente. O esmalte que se separa facilmente da dentina subjacente pode ser o resultado de perturbações durante o desenvolvimento da junção dentina-esmalte.

Os defeitos durante a fase secretora resultam num alongamento inadequado dos cristais e deixam a camada de esmalte patologicamente fina, ou hipoplásica. Os defeitos da fase de maturação conduzem a um esmalte de espessura normal com uma consistência patologicamente mole. Os defeitos não hereditários do esmalte resultam normalmente de uma doença sistémica, afectando apenas os dentes que se estão a desenvolver ativamente na altura da doença.[3]

O processo de desenvolvimento dos dentes pode ser influenciado por vários factores (tais como doença febril, utilização de antibióticos e ingestão excessiva de flúor) durante, antes ou depois do nascimento. Dependendo do momento e da duração destes factores, os dentes podem sofrer várias condições patológicas **(Halenur Onat et al 2013)**[4]
Existem basicamente dois defeitos de desenvolvimento principais: hipoplasia do esmalte e hipomineralização do esmalte.
A hipoplasia do esmalte é definida como defeitos quantitativos, causados principalmente por uma perturbação da amelogénese durante a fase de secreção da matriz e é detetável macroscopicamente. Pode ocorrer sob a forma de fossas ou linhas e o defeito pode ser superficial ou profundo, local ou geralmente distribuído por todo o esmalte. [1,3]

A hipomineralização do esmalte é definida como defeitos qualitativos causados por perturbações na fase de calcificação ou de maturação e é identificada visualmente. A cor do defeito pode ser branca, castanha ou amarela. A espessura do esmalte é normal no momento da erupção. Pode ser observada uma rutura pós-eruptiva (PEB) que leva a bordos fracturados.[1,3]

Hipomineralização do incisivo molar

Durante o final da década de 1970, foram identificadas fragmentação, degradação ou presença de fracturas associadas a hipomineralização extrema em molares e incisivos, muitas vezes com defeitos de esmalte de cor branco-amarelada, amarelo-acastanhada ou amarelo-creme e com opacidade limitada.[5] Estes defeitos foram observados e classificados como "primeiros molares permanentes hipomineralizados", "hipomineralização idiopática do esmalte nos primeiros molares permanentes", "hipomineralização não fluoretada nos primeiros molares permanentes" e "molares de queijo".[6]

Durante a **Academia Europeia de Odontopediatria (EAPD)**, realizada em 2001, os investigadores chegaram a um consenso sobre uma única descrição. A condição foi descrita como "Hipomineralização Molar Incisivo" (MIH) em defeitos limitados e qualitativos de origem do esmalte, afectando um dos múltiplos molares com ou sem envolvimento dos incisivos.[4]

Os primeiros molares permanentes (PMFs) e os incisivos são os dentes inicialmente afectados pela doença, no entanto Weerheijm et al. (2003)32 referem que, ocasionalmente, os segundos molares primários, os segundos molares permanentes e as pontas dos caninos permanentes também podem apresentar anomalias do esmalte.

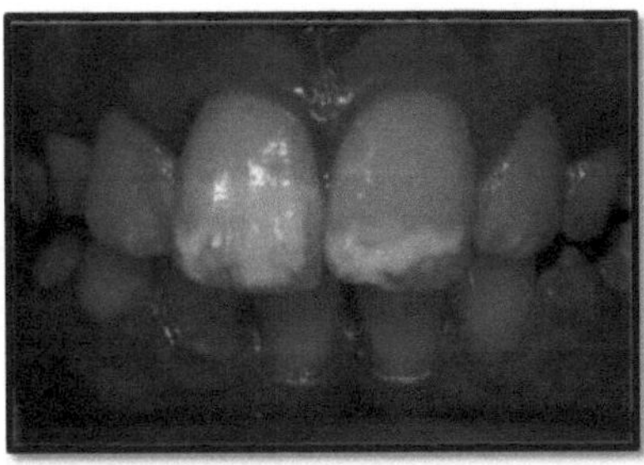

Fig. 1: Hipomineralização do incisivo

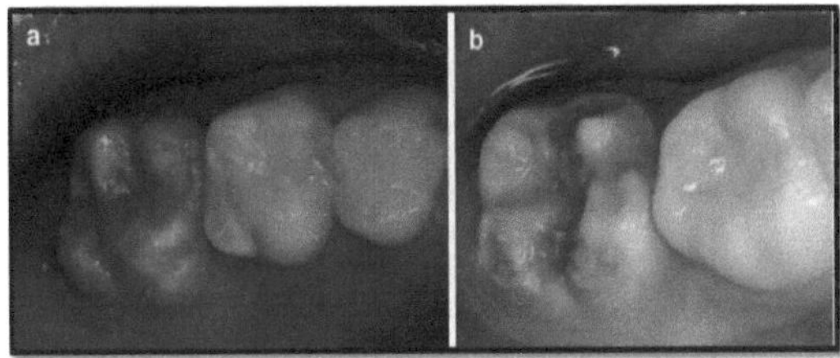

Fig. 2: Hipomineralização de molares

Os primeiros molares permanentes (PMFs) em MIH exibem tipicamente uma rápida progressão da cárie que começa logo após a erupção na maioria dos casos, o que causa sérios problemas aos pacientes, bem como desafios de tratamento aos dentistas.[7]

As anomalias dos incisivos são menos graves do que as dos molares, mas são alegadamente mais prevalentes à medida que o grau de hipomineralização dos molares aumenta. Um ou mais dentes anteriores permanentes maxilares/mandibulares parecem ser aleatoriamente afectados pela hipomineralização do esmalte. As superfícies vestibulares são tipicamente os únicos locais de hipomineralização, e são mais frequentemente encontradas no terço incisal, poupando o esmalte cervical. A prevalência relatada de HMI varia amplamente, de 3% a 40%, dependendo da população e do país estudado. No entanto, meta-análises recentes sugerem que a HMI afecta cerca de 13%-14% das crianças de todo o mundo **(Helen D. Rodd et. al 2021)**[8]

De acordo com **Falk Schwendicke et. al 2017**, a HMI é altamente prevalente em todo o mundo, afectando 878 milhões de pessoas, com 17,5 milhões de novos casos por ano.[9]

Dongdong Zhao et. al [201723] relataram que o MIH tem uma alta incidência global, especialmente entre crianças <10 anos de idade.[23]

ETIOLOGIA

O mecanismo causal da HMI ainda não é claro, mas a apresentação clínica de lesões localizadas e assimétricas sugere uma origem sistémica, com a perturbação do processo de amelogénese a ocorrer muito provavelmente na fase inicial de maturação ou mesmo antes, na fase secretora tardia. Em geral, a condição parece ser multifatorial e fatores sistêmicos, como doenças agudas ou crônicas ou exposição a poluentes ambientais durante o último trimestre gestacional e os primeiros três anos de vida, foram sugeridos como fatores causais ou contribuintes **(Z. Almuallem e A. Busuttil-Naudi 2018)**.[7] O número de dentes afetados foi associado ao momento em que ocorreu o potencial distúrbio sistémico; crianças com problemas pré-natais, perinatais e pós-natais apresentaram mais dentes afetados em ordem crescente. Na literatura têm sido sugeridas múltiplas causas possíveis, por exemplo, infecções do trato respiratório, complicações perinatais, dioxinas, falta de oxigénio, baixo peso à nascença, distúrbios metabólicos de cálcio e fosfato, doenças frequentes na infância, uso de antibióticos e amamentação prolongada. Além disso, alguns estudos levantam a possibilidade de um papel genético na etiologia da HMI, indicando que uma variação genética pode interagir com factores sistémicos que conduzem à HMI.[7]

Gulser Kilinc, Mujdet Cetin et. al (2019)[10] relataram que a prevalência de MIH foi de 11,5% e que os pacientes submetidos a baixo peso à nascença, parto prematuro, febre alta e asma/bronquite foram mais gravemente afectados pela MIH.

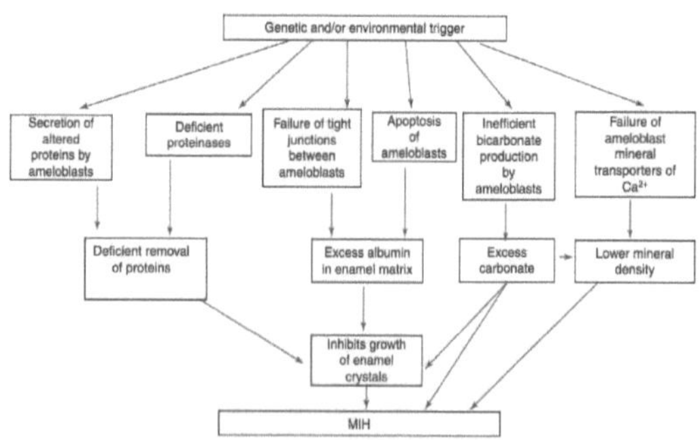

Fig. 3: Processos biológicos potenciais que conduzem a opacidades demarcadas

1. Complicações de Nascimento - Durante o período pré-natal (o último trimestre de gestação), a doença materna, a utilização de medicação e a exposição a poluentes ambientais parecem estar associadas a uma maior probabilidade de MIH. Uma meta-análise recente concluiu que as crianças cujas mães tiveram problemas de saúde durante a gravidez apresentavam uma probabilidade 40% maior de desenvolver HMI do que as crianças cujas mães permaneceram saudáveis. As complicações perinatais, como as dificuldades durante o trabalho de parto e o parto, o parto por cesariana, o nascimento prematuro e o baixo peso à nascença, também têm sido associadas à MIH.[8] **Wu X et al 2020** referiram que o nascimento prematuro e o baixo peso à nascença aumentavam o risco de DMI.[33]

2. Contaminantes ambientais - A ligação entre o aleitamento materno, a contaminação do leite materno com dioxinas e os defeitos de desenvolvimento do esmalte (DDE), incluindo o MIH, foi proposta por **Alaluusua S et al.** numa coorte de crianças amamentadas.[34]

Ngoc VTN et. al 2019 relataram um aumento da prevalência de DDE, incluindo lesões hipomineralizadas demarcadas, numa área do Vietname afetada pela exposição a herbicidas contaminados com dioxinas, em comparação com uma área não afetada.[35]

3. Primeira Infância - Durante os primeiros 3 anos de vida, quando ocorre a calcificação dos PMFs e dos incisivos, os episódios de doenças agudas ou crónicas na infância também parecem representar um risco acrescido de HMI. As doenças da infância (como a otite média), a insuficiência renal e os episódios de febre alta têm sido implicados na perturbação da função das enzimas proteolíticas, que são fundamentais no processo de amelogénese. Além disso, condições como a asma e outras doenças respiratórias (nomeadamente bronquiolite) podem causar acidose respiratória e níveis anormais de oxigénio que, por sua vez, podem afetar o pH da matriz do esmalte e levar a uma atividade ameloblástica anormal durante a mineralização do esmalte. As crianças asmáticas necessitam frequentemente de terapia com corticosteróides
- conhecidos supressores da formação e atividade dos osteoblastos - que, de forma semelhante, podem ser prejudiciais para a função dos ameloblastos e predispor à HMI.[8] **Allazzam SM et al 2014** relataram que a prevalência de HMI está significativamente associada a doenças infantis durante os primeiros quatro anos de vida, incluindo asma, infecções adenoides, amigdalite e febre.[13]

4. Medicação - Existe uma associação entre a medicação infantil e a

HMI. Antibióticos como a amoxicilina e a eritromicina, bem como fármacos anti-asmáticos e quimioterapêuticos, têm sido investigados como fator etiológico da HMI. Os antibióticos utilizados durante a gravidez e a ENT podem estar diretamente envolvidos na etiologia do MIH em crianças. **(Giuca MR et al 2018)**[25]

Uma revisão sistemática realizada por **Serna C et al. (2015)** concluiu que são necessários mais estudos prospectivos bem concebidos para clarificar a relação entre a HMI e a medicação.[11]

5. Genética - O MIH é mais comum entre irmãos, o que levou a uma crença crescente de que as variações nos genes relacionados com a amelogénese são susceptíveis de desempenhar um papel fundamental na suscetibilidade ao MIH. A investigação que envolveu gémeos monozigóticos e dizigóticos (com e sem MIH) forneceu as provas mais convincentes, até à data, de influências genéticas. Genes como a enamelina (ENAM), a proteína de interação da tuftelina 11 (TFIP11) e a tuftelina 1 (TUFT1) parecem estar associados ao desenvolvimento de HMI. Surpreendentemente, ainda não foi identificada qualquer correlação entre o MIH e o gene da amelogenina, ligado ao X (AMELX), que está principalmente relacionado com a deposição de amelogenina.[8] **Vieira AR 2019** afirmou que aproximadamente 20% da variação do MIH é explicada pela genética.[36]

DIAGNÓSTICO

A determinação do diagnóstico definitivo de HIM pode ser um desafio, principalmente em crianças mais novas, nas quais os dentes permanentes ainda estão em erupção, pois quando há presença de uma opacidade demarcada em um molar decíduo ainda em erupção, o dentista deve estar atento à possibilidade de envolvimento de incisivos e outros primeiros molares. Da mesma forma, a presença de uma opacidade demarcada em um incisivo permanente pode ser um indício de HMI e o profissional deve estar atento a essas caraterísticas. Assim, a criança deve ser monitorada constantemente até a completa erupção dos quatro primeiros molares permanentes **(Cristiane Maria da Costa-Silvaa e Fábio Luiz Mialhe 2012)**.[19]

A altura ideal para diagnosticar a HIM é assim que esta se torna clinicamente aparente, quer na dentição decídua quer na permanente. O exame deve ser realizado em dentes limpos e húmidos. A apresentação clínica da HMI depende da sua gravidade e pode variar entre opacidades branco-creme, opacidades amarelo-acastanhadas, rutura do esmalte pós-eruptivo e cáries atípicas localizadas em, pelo menos, um primeiro molar permanente com ou sem envolvimento de incisivos. As lesões devem ser maiores do que 1 mm para serem registadas como MIH. Quando estes sinais clínicos existem durante o exame, o dentista deve perguntar aos pais sobre qualquer doença que tenha ocorrido no período pré-natal, perinatal, pós-natal ou nos primeiros três anos de vida para apoiar o diagnóstico.[7]

Outro aspeto importante para o sucesso do tratamento dentário é consciencializar os pais para o problema. Está bem explicado na literatura que as crianças com HMI têm uma maior incidência de cáries, maiores e repetidas necessidades de tratamento dentário, hipersensibilidade à manipulação, mesmo quando o esmalte está visualmente intacto. Todas estas caraterísticas são importantes na altura de dar orientações aos pais/encarregados de educação[19]

Classificação

Mathu-Muju e Wright[37] classificaram a HAM em três níveis de gravidade:

1. **HIM ligeira:** as opacidades demarcadas localizam-se em áreas que não suportam stress, não há cáries associadas ao esmalte afetado, não há hipersensibilidade e o envolvimento dos incisivos é normalmente ligeiro, se presente.

2. **HMI moderada:** as opacidades demarcadas estão presentes nos molares e incisivos, a degradação do esmalte pós-eruptivo limita-se a uma ou duas superfícies sem envolvimento das cúspides, podem ser necessárias restaurações atípicas e a sensibilidade dentária é normal

3. **HMI severa:** quebra do esmalte pós-eruptivo, destruição da coroa, cáries associadas ao esmalte afetado, história de sensibilidade dentária e preocupações estéticas.

Ghanim et al 2015 desenvolveram um sistema de pontuação complexo para quantificar a gravidade da HIM com base no número de dentes envolvidos, bem como no tipo e extensão do defeito do esmalte.[38] O método de classificação proposto permite a classificação separada de lesões de hipomineralização demarcadas e outros defeitos do esmalte idênticos à HIM. Permite uma descrição informativa da gravidade dos dentes afectados pela HIM em termos da fase de destruição visível do esmalte e da área das superfícies dentárias afectadas (ou seja, estado clínico e extensão da lesão, respetivamente).

Recentemente, **Steffen et al. 2017** introduziram um novo índice, o Índice de Necessidade de Tratamento de MIH (MIH-TNI), que faz parte do conceito de MIH de Wuerzburg.[39] Foi concebido para descrever as necessidades de tratamento em populações e para identificar pacientes e fornecer informações sobre a gravidade da MIH. O índice baseia-se em dois sintomas-chave que são clinicamente considerados como os mais importantes no que diz respeito à MIH: hipersensibilidade e PEB.

Quadro 1: O M1H-TNI

Index	Definition		
Index 0	No MIH		
Index 1	MIH – No hypersensitivity – No enamel breakdown		
Index 2	MIH – No hypersensitivity – Enamel breakdown	2a 2b 2c	<1/3 extension of defect >1/3 < 2/3 extension of defect >2/3 extension of defect or/and defect close to pulp or extraction or atypical restoration
Index 3	MIH – Hypersensitivity – No enamel breakdown		
Index 4	MIH – Hypersensitivity – Enamel breakdown	4a 4b 4c	<1/3 extension of defect >1/3 < 2/3 extension of defect >2/3 extension of defect or/and defect close to pulp or extraction or atypical restoration

DIAGNÓSTICO DIFERENCIAL

A hipomineralização dos incisivos molares pode ser confundida com uma série de outras condições. Por conseguinte, é essencial distinguir entre a HIM e outras anomalias nas estruturas dentárias.

1. Amelogénese Imperfeita - Representa um grupo de defeitos dentários de desenvolvimento genético que resulta num esmalte hipoplásico, hipomaturado ou hipomineralizado, dependendo da fase de formação do esmalte que é afetada pelo defeito genético. Devido à sua apresentação clínica diversa, alguns casos de Amelogénese imperfeita podem ser difíceis de diferenciar da MIH. No entanto, o envolvimento generalizado das dentições primária e permanente e uma história familiar comum podem ajudar a diferenciar a Amelogénese imperfeita **(Katrin Bekes e Karin L. Weerheijm)**[3]

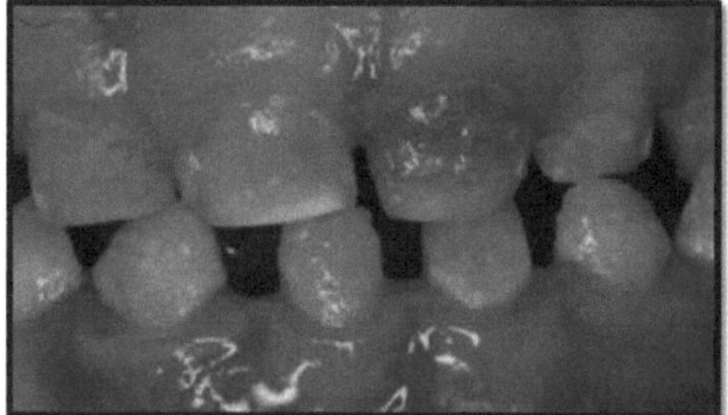

Fig.5: Amelogénese imperfeita

2. Hipoplasia do esmalte - A hipoplasia do esmalte é um distúrbio relacionado com a quantidade de esmalte que se apresenta como uma espessura reduzida do esmalte, incluindo fossas, sulcos e/ou áreas irregulares de falta de esmalte. A redução da espessura do esmalte é localizada. Na sequência de danos rápidos na superfície do esmalte dos molares afectados pela HIM durante a fase pós-supurativa, as lesões podem assemelhar-se a hipoplasia do esmalte. No entanto, as margens das lesões hipoplásicas do esmalte são, na sua maioria, regulares e lisas, ao passo que as margens das lesões de HMI são nítidas e irregulares devido ao cisalhamento pós-supurativo do esmalte enfraquecido. Exemplos de hipoplasia do esmalte são o dente hipoplásico de Turner ou a ausência de partes do esmalte no caso do raquitismo **(Katrin Bekes e Karin L. Weerheijm)** .[3]

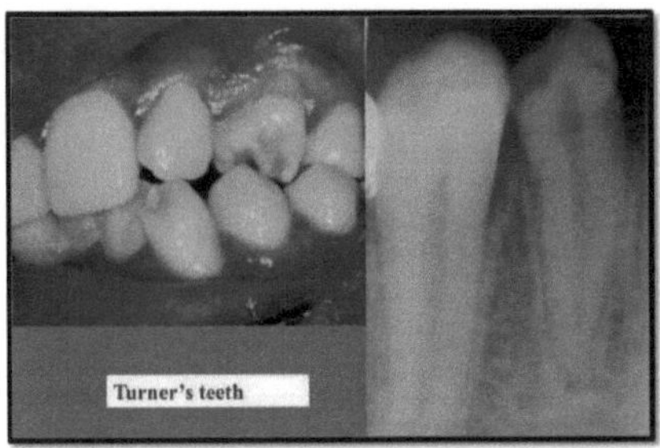

Fig. 6: Hipoplasia do esmalte

3. Fluorose - Está associada a antecedentes de ingestão de flúor durante o desenvolvimento do esmalte. Clinicamente, a fluorose apresenta-se como opacidades brancas difusas, lineares, irregulares ou confluentes sem um limite claro. A gravidade pode variar desde estrias pouco perceptíveis no esmalte até à desfiguração grosseira com perda quase completa da parte externa do esmalte. Afecta os dentes num padrão simétrico e bilateral, ao contrário da HMI que é assimétrica. Além disso, os dentes afectados pela fluorose são resistentes à cárie, enquanto na HMI são propensos à cárie. A anamnese centrada na história do flúor também pode ajudar a distinguir as lesões fluoróticas das lesões de HIM opacas **(Z. Almuallem e A. Busuttil-Naud)**[7]

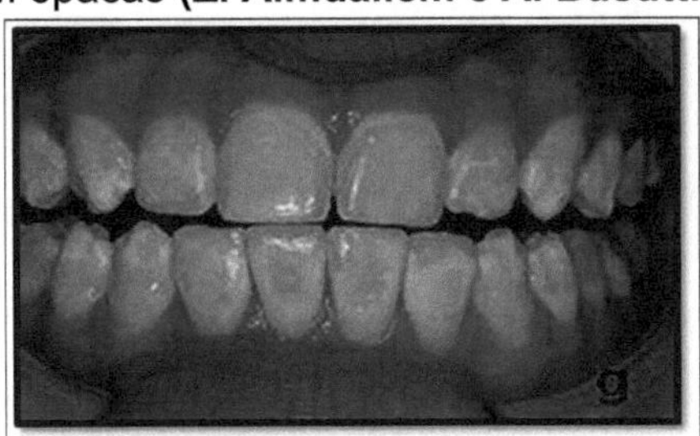

Fig. 7: Fluorose

4. Lesões de manchas brancas - As lesões de manchas brancas representam sinais precoces de cárie dentária. Podem ser observadas como resultado da acumulação prolongada de placa bacteriana na superfície afetada dos dentes. As lesões parecem mais calcárias, mate ou opacas do que o esmalte sólido adjacente. Podem ser distinguidas da HIM porque ocorrem em áreas vulneráveis de estagnação da placa, como a margem cervical ou gengival do dente, numa área onde a hipomineralização do esmalte raramente ocorre **(Katrin Bekes e Karin L. Weerheijm)** .[3]

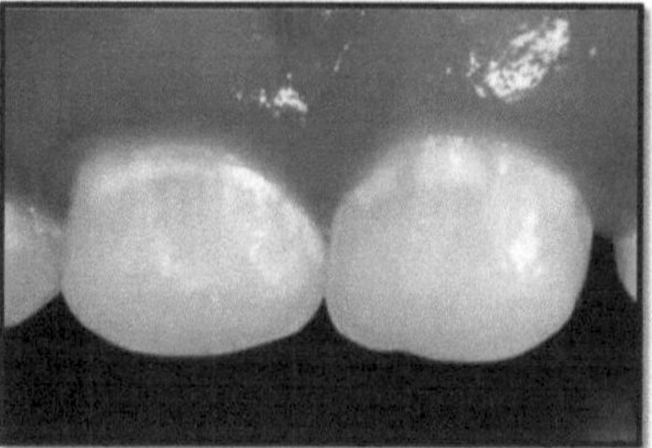

Fig. 8: Lesões de manchas brancas

5. **Hipomineralização traumática -** Está associada a um historial de traumatismo dentário no dente primário antecessor. A infeção periapical do dente primário pode perturbar a mineralização do germe dentário subjacente. Tem uma grande variedade de apresentações clínicas que diferem em forma, contorno, localização e cor. É frequentemente limitada a um dente e assimétrica **(Z. Almuallem e A. Busuttil-Naud)** .[7]

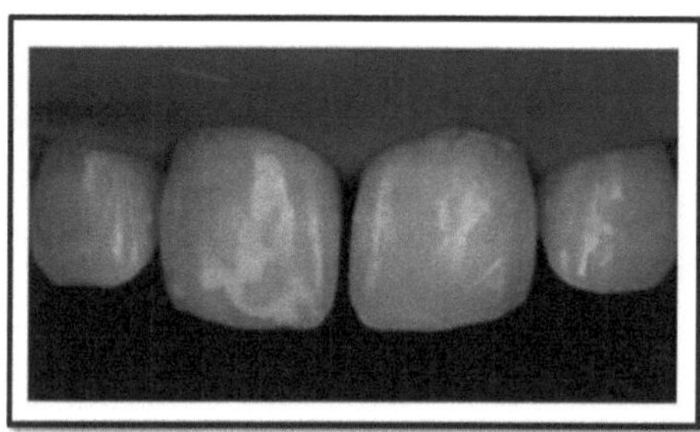

Fig. 9: Hipomineralização traumática

Associação entre a hipomineralização do incisivo molar e a cárie dentária

Crianças com hipomineralização de incisivos molares (MIH) de populações com baixa e alta experiência de cárie apresentaram maior prevalência de cárie em dentes permanentes **(Fabiano Jeremias et al 2013).**[40] Foi observado que restaurações de múltiplas superfícies são mais frequentes em primeiros molares permanentes hipomineralizados, enquanto restaurações de superfície única são mais comuns em molares não hipomineralizados. Vários estudos em populações de alto risco de cárie mostraram que as crianças com HIM têm 2,0-4,6 vezes mais probabilidade de ter alguma experiência de cárie nos dentes permanentes do que as crianças sem HIM.[3]

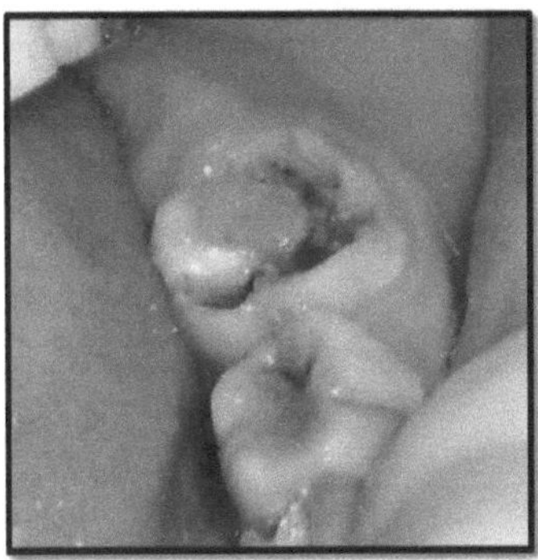

Fig. 10: Associação entre hipomineralização do incisivo molar e cárie dentária

Sabe-se que as superfícies oclusais e lisas (isto é, as superfícies distais, mesiais, vestibulares dos molares superiores e linguais dos molares inferiores) dos primeiros molares permanentes são as superfícies mais e menos susceptíveis à cárie dentária, respetivamente. Mesmo as superfícies mesiais dos primeiros molares permanentes, que são as superfícies proximais mais vulneráveis à cárie dentária na dentição permanente, tendem a permanecer não cavitadas durante a dentição permanente mista e jovem, devido ao declínio na taxa de progressão da cárie dentária observado nas últimas décadas. Assim, as fracturas podem ser a primeira e única razão para cáries e restaurações nas superfícies lisas dos primeiros molares permanentes. Isso acontece, por exemplo, quando a dentina exposta das fraturas permanece dura em áreas onde o desenvolvimento da cárie dentária é incomum, como pontas de cúspides e superfícies lisas dos dentes. Quando uma lesão de cárie cavitada e uma hipomineralização estão presentes na mesma superfície dentária, na maioria das vezes, não é possível identificar se a cavidade resultou do processo carioso ou de uma quebra do frágil esmalte hipomineralizado. Deste ponto de vista, não podemos excluir a possibilidade de que os valores de DMF possam estar superestimados na presença de MIH, pois cáries, restaurações e extrações dentárias podem ter resultado apenas de quebra pós-posterior. **(Americano GC et al 2016).**[41]

Por outro lado, embora os dentes hipomineralizados possam ser restaurados ou extraídos antes do desenvolvimento de cárie dentária [22], foi relatado que os primeiros molares permanentes hipomineralizados são mais susceptíveis ao desenvolvimento de cárie dentária do que os molares não hipomineralizados do mesmo paciente. O esmalte hipomineralizado pode ser mais propenso a lesões de cárie devido às suas caraterísticas.

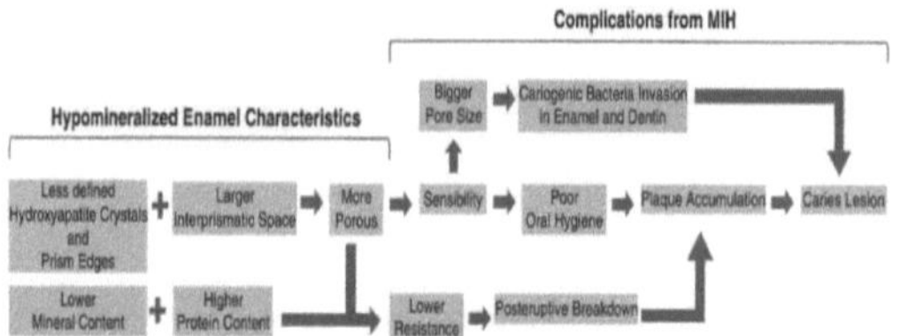

Fig. 11: Fluxograma das caraterísticas e complicações do esmalte hipomineralizado

Vários factores de risco, como a ingestão de sacarose, a exposição a fluoretos, a capacidade tampão salivar e a taxa de fluxo, a contagem de Streptococcus mutans, bem como factores sociodemográficos e comportamentais, têm sido associados à cárie dentária. Em crianças, a experiência de cárie nos dentes decíduos tem sido considerada o melhor preditor de cárie nos dentes permanentes. No entanto, observou-se que, apesar de o índice médio de cárie nos dentes decíduos ser semelhante em crianças com e sem HMI, as crianças com HMI apresentavam uma DMF significativamente mais elevada.[41]

Foi efectuada uma revisão sistemática por **Gabriela Caldeira Andrade Americano, et al. (2016)**[22] que concluiu que existia uma associação significativa entre as HMI e a cárie.

Devido ao seu impacto no aumento das cáries, especialmente nos primeiros molares permanentes, os dentistas pediátricos devem estar cientes de que as crianças com HMI exigem uma vigilância apertada. Não raramente, apesar de uma boa higiene oral e de um baixo consumo de açúcar, as crianças com HMI necessitam de tratamento dentário restaurador devido a uma grave degradação do esmalte. Para além de instruções de higiene oral e aconselhamento dietético, as recomendações preventivas incluem a aplicação tópica de flúor e selantes.[3]

Problemas clínicos em MIH

De seguida, apresentam-se os problemas clínicos mais frequentemente relatados em doentes com HMI:

• A degradação do esmalte pós-eruptivo leva à exposição da dentina, o que torna o dente em risco de envolvimento pulpar.

• Sensibilidade dentária, que pode levar a uma má higiene oral e, por conseguinte, a uma maior suscetibilidade à cárie.

• Problemas de anestesia local que estão possivelmente relacionados com a inflamação crónica da polpa.

• Problemas de gestão comportamental devido ao medo e à ansiedade dentária, que estão relacionados com a dor sentida pelos pacientes durante as múltiplas consultas de tratamento.

• Problemas estéticos em dentes anteriores.

• Perda de dentes.

• Dificuldades ocasionais de erupção dos molares devido à rugosidade do esmalte.

• Impacto negativo no desempenho escolar da criança devido à ausência da escola.

• Preocupações financeiras das famílias.[7]

OPÇÕES DE GESTÃO E TRATAMENTO

Desde que o termo hipomineralização dos incisivos molares (HMI) foi definido em 2001, as muitas publicações sobre este tópico têm-se debruçado maioritariamente sobre a etiologia e a prevalência desta doença. Com a mesma frequência, as publicações apontam para a dificuldade de distinguir os dentes afectados pela HMI de outros dentes estruturalmente danificados e cariados. Um número significativamente menor de publicações aborda a terapia, sendo que a maioria delas apenas dá uma visão geral teórica de como os dentes afectados pela HMI podem ser tratados. Os tratamentos preventivos, regenerativos e restauradores são recomendados em casos ligeiros de HMI, e as abordagens preventivas, regenerativas, restauradoras temporárias ou a extração seguida de modalidades de tratamento ortodôntico são recomendadas em casos graves. Com base nas evidências disponíveis, as crianças em risco de HIM são aquelas com uma saúde geral deficiente durante a primeira infância e/ou aquelas com o segundo molar primário hipomineralizado. Atualmente, não existem diretrizes disponíveis para a gestão da HIM, no entanto, a EAPD publicou um documento de consenso em 2010 como 'orientação para as melhores práticas clínicas para os clínicos que lidam com a HIM'. **William V et al 2006** distinguem entre crianças mais novas e mais velhas no tratamento de pacientes afectados por HMI, e também mencionam a necessidade de uma boa gestão do paciente e do controlo da dor.[42]

No entanto, para os profissionais de dentisteria pediátrica na prática diária, este é um grande problema, especialmente quando se trata de um tratamento de pacientes mais jovens que já têm uma história de dor crónica e, o que é pior, cáries associadas a estes molares MIH.

A dor e as crianças

A dor é uma sensação subjectiva de desconforto induzida por um estímulo. A intensidade é influenciada não só pela força do estímulo, mas também pelo género, idade e experiência anterior de dor. A origem social, a religião e as atitudes filosóficas também desempenham um papel na perceção da dor. Os estímulos desencadeiam processos fisiopatológicos que produzem a perceção da dor. Existe uma distinção entre dor aguda e dor crónica. Enquanto a dor aguda termina com a auto-limitação, a dor crónica persiste durante meses e anos **(Richard**

Steffen) .[3]

Medo - é um sentimento mais ou menos forte e vago de desconforto, preocupação ou ameaça.

A ansiedade é influenciada, na sua manifestação e projeção, pela idade de desenvolvimento, pelo ambiente social e pelas experiências iniciais desagradáveis. Sem a ajuda do meio social (estratégias de confronto, ajuda direta), por vezes os medos das crianças são desencadeados pela dor e podem tornar-se medos crónicos persistentes.

Dor induzida por MIH - A dor induzida por dentes afectados por MIH manifesta-se normalmente logo no início da erupção do dente MIH hipersensível. Nos primeiros molares gravemente hipoplásicos, são descritas sensações de dor crónica constantes, mais ou menos fortes, nestes dentes a partir da erupção **(Helen D Rodd 2013)**.[43] Para além da quebra espontânea do esmalte, com talvez cáries adicionais que progridem rapidamente, a forte hipersensibilidade dos molares MIH é um dos principais sintomas da MIH. Por conseguinte, a hipersensibilidade foi implementada como um dos dois principais factores do índice de necessidade de tratamento da MIH (MIH-TNI).

As consequências de uma hipersensibilidade crónica são frequentemente grandes restrições na higiene oral, problemas com a ingestão de alimentos frios e quentes, dor crónica e episódios súbitos de ansiedade durante o dia e, simultaneamente, uma capacidade claramente limitada de cooperar com o tratamento dentário. A causa desta hipersensibilidade parece ser a inflamação crónica da polpa. As camadas porosas hipomineralizadas de esmalte e dentina não protegem suficientemente o tecido pulpar dos dentes hipoplásicos contra os estímulos físicos, químicos e térmicos que ocorrem permanentemente na cavidade oral. Este fenómeno ocorre quase exclusivamente nos primeiros molares permanentes, os molares decíduos raramente são afectados e os incisivos quase nunca.

Os dentistas relatam repetidamente que, com molares MIH hipersensíveis, um tratamento dentário indolor é muito difícil ou mesmo impossível de alcançar. Na vida clínica quotidiana, as sessões de tratamento com dentes MIH têm frequentemente de ser interrompidas e, devido à ineficácia da anestesia, apesar da aplicação repetida de anestesia local em doses elevadas, não foi possível obter uma redução suficiente da dor. Um estudo grego mostrou que os molares MIH são tanto pior restaurados quanto mais grave for a hipersensibilidade dos dentes MIH tratados **(Richard Steffen)** .[3]

Fernanda Raposo et. al (2018)[26] relataram que a hipersensibilidade foi significativamente maior em molares afectados por HMI do que em molares não afectados, estando associada a dentes com HMI que apresentavam opacidades e desagregação pós-supurativa do esmalte.

Protocolos de controlo e tratamento da gestão do comportamento para crianças com MIH

Os protocolos de tratamento adaptados às crianças e os protocolos de gestão comportamental são pré-requisitos básicos para o sucesso do tratamento em odontopediatria. Para além da técnica clássica de contar e mostrar, existem outros métodos para influenciar a psique dos pacientes mais jovens. O condicionamento clássico, o reforço positivo, a distração e o controlo da atenção, a dessensibilização sistemática e a modelação cognitiva são apenas alguns deles. No entanto, estas técnicas são muito sensíveis a factores adicionais perturbadores **(J.F. Roberts 2010).**[44] O ambiente social, especialmente os pais e os supervisores educativos, têm uma influência muito grande na eficácia das nossas técnicas de gestão do comportamento. As técnicas invasivas, como a contenção ativa, o controlo da voz com coerção (por exemplo, a técnica da mão sobre a boca) e os castigos corporais, também por parte dos pais, têm um impacto mental negativo e, portanto, não são absolutamente recomendáveis para a odontopediatria.

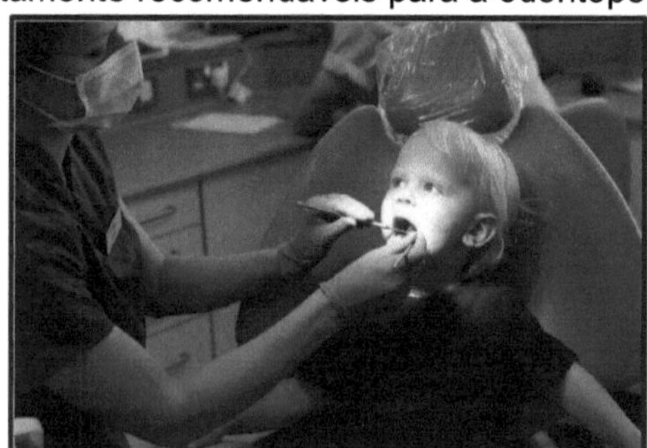

Fig. 12: Controlo da gestão do comportamento

Exame clínico indolor e tratamento de dentes MIH hipersensíveis

Para conseguir um exame clínico dentário completo e tão perfeito quanto possível, sem dor, é um pré-requisito básico seguir estas recomendações: -

• Exames indolores e medidas de reforço da confiança.

• Anestesia local: controlo da dor intra-operatória tão perfeito quanto possível.

• Pré-medicação nos casos em que a anestesia local por si só não é suficiente.

• Controlo da dor pós-operatória.

• Sedação adicional para crianças que desenvolveram um medo profundo e inconsciente.
• Anestesia geral em casos com intervenções maiores e desagradáveis (por exemplo, extrações múltiplas).

Exame clínico indolor e tratamento de dentes MIH hipersensíveis

A partir do exame inicial, os dentes afectados pela HMI devem ser tratados com precaução. Se necessário, os dentes só podem ser secos com rolos de algodão e os estímulos térmicos, como instrumentos frios, lâmpadas cirúrgicas de aquecimento ou seringas de ar, devem ser cuidadosamente tomados em consideração e talvez a sua utilização deva ser totalmente dispensada. No caso de crianças que já tenham tido episódios dolorosos durante anteriores consultas dentárias, podem ser necessárias medidas de reforço da confiança nesta fase. O maior controlo possível da dor em todas as intervenções dentárias fornece-nos a base para um tratamento bem-sucedido de pacientes traumatizados com MIH **(Katrin Bekes et al 2021).**[45]

Anestesia local

A dificuldade de anestesiar os molares MIH está bem documentada na literatura. O esmalte hipomineralizado é um mau isolante e, por isso, a polpa não está bem protegida dos estímulos térmicos externos. Como resultado, o dente torna-se hipersensível a temperaturas quentes e frias. Este stress crónico sobre a polpa leva a uma resposta inflamatória no interior da polpa e a alterações do pH ao nível do tecido periapical, conduzindo a um tecido nervoso pulpar hipersensível que se excita com menos estimulação do que a normalmente necessária. A implicação clínica deste facto é um dente hipersensível que é difícil de anestesiar mesmo com o aumento da dose de anestésico local. Para o tratamento de restauração de dentes com HIM, é importante que o dentista consiga uma anestesia local adequada para efetuar um tratamento de restauração de boa qualidade, bem como para reduzir os problemas de gestão comportamental.[7]

Para ultrapassar esta dificuldade, têm sido sugeridas várias opções na literatura. Alguns investigadores sugerem a utilização de sedação por inalação para aumentar o limiar da dor durante o tratamento dentário. A utilização de adjuvantes anestésicos, como a anestesia intraligamentar, intra-óssea e palatina, é também uma opção eficaz. Diferentes tipos de anestesia local anestésicos (AL) estão disponíveis e a lidocaína HCL a 2% e a articaína HCL a 4% são possivelmente os agentes de AL mais frequentemente utilizados **(Keri E Desipolo 2011 et al).[46]**

Tabela-2: Técnicas de anestesia convencionais e especiais para eliminar a dor em dentes MIH hipersensíveis

Conventional anaesthesia techniques	Description	Useful for MIH
Terminal anaesthesia	Injection of a local anaesthetic into the submucous tissue as close as possible to the bone and the tooth to be anaesthetized	Yes, with partially insufficient effect on hypersensitive MIH teeth
Anaesthesia with nerve block	Injection of a local anaesthetic near a peripheral nerve trunk	Yes, with partially insufficient effect on hypersensitive MIH teeth
Intraligamental anaesthesia	Injection of a local anaesthetic into the periodontal ligament	Yes, with partially insufficient effect on hypersensitive MIH teeth
Intraosseous injections	Rotating needle systems or special drills used to provide access through the bone compacta for infiltration anaesthesia	Yes, with almost no inadequate anaesthesia

Os anestésicos locais adequados bloqueiam os canais de iões Na para o Na+ e conduzem a uma eliminação farmacológica reversível dos receptores da dor e da condução da dor. Este processo é claramente prejudicado nos dentes hipersensíveis crónicos com HIM. Os anestésicos locais devem ser selecionados de acordo com o estado clínico geral, a duração de ação desejada e a profundidade da anestesia. Atualmente, a articaína (4%) com uma pequena quantidade de adrenalina (epinefrina) é mais utilizada como anestésico. A articaína está disponível em três formulações: Ultracain® com uma adição de epinefrina de 1:100.000, 1:200.000 ou 1:400.000. Todas as três formulações podem ser utilizadas em crianças com dentes MIH hipersensíveis. A proporção do vasoconstritor não conduz a uma melhor profundidade da anestesia, mas tem sobretudo influência na duração da anestesia. Assim, para crianças com HIM, podem ser utilizadas concentrações de epinefrina na diluição de 1:400.000 e, por conseguinte, podemos obter uma carga sistémica mais baixa devido à epinefrina. Em vez disso, a dose de articaína pode ser mais elevada do que em dentes "normais" não cronicamente inflamados. Sem dúvida, é muito importante manter a dose máxima diária individual, que depende principalmente do peso corporal e não apenas da idade da criança a ser tratada. Para as crianças, a dose diária recomendada é de 5 mg/kg. As reacções adversas a medicamentos em crianças ocorrem muito raramente e são geralmente causadas pelo incumprimento das diretrizes de dosagem.[3]

Técnica de anestesia clínica optimizada

As agulhas com contra-secção, que são muito pouco traumáticas, e uma técnica de injeção deliberadamente lenta são especialmente importantes para uma anestesia local indolor. A melhor permeabilidade das estruturas maxilares da criança também permite a utilização de técnicas de anestesia especiais.

1. **Técnica de abordagem intra-óssea crestal (CIA)** - Pode ser vantajoso anestesiar molares MIH utilizando a técnica CIA em vez de uma anestesia convencional. Esta técnica é particularmente atraumática e eficaz, especialmente quando realizada com um sistema de injeção controlado por computador. O STA Wand® Plus é um sistema de anestesia eletrónico semelhante a uma caneta, e a infiltração do anestésico local é controlada por computador. Devido à sua agulha extrafina, a anestesia é menos dolorosa e o dispositivo não se assemelha a uma seringa clássica. O anestésico é administrado gota a gota, quer no método de fluxo lento, em que uma gota de anestésico local é administrada de 2 em 2 segundos e é particularmente adequado para a anestesia de um único dente, quer no método de fluxo rápido, em que o anestésico é administrado a uma velocidade dupla. A velocidade de infiltração e a aspiração automática muito eficaz do sistema de injeção podem ser controladas por um pedal. As técnicas convencionais de bloqueio do nervo e de infiltração são ambas adequadas como métodos de anestesia. A infiltração, especialmente com a técnica CIA, tem menos efeito sobre os tecidos moles, o que pode ser muito vantajoso para as crianças. Devido ao facto de o sistema Wand® utilizar

a porosidade do osso, os dentes individuais podem ser anestesiados com maior precisão, pelo que a anestesia por bloqueio nervoso é menos necessária (**Richard Steffen**).[3]

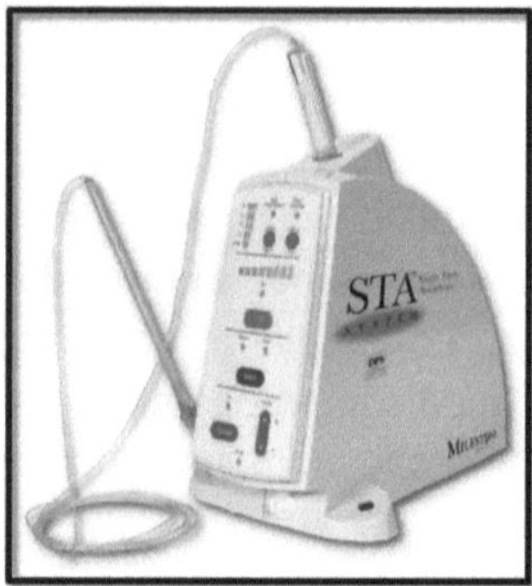

Fig. 13: A STA Wand Plus

2. O dispositivo QuickSleeper® - utiliza uma agulha particularmente bem cortada com a ajuda de uma peça de mão de aplicação especial, primeiro cortando e depois rodando para anestesia intra-óssea. O sistema permite a injeção controlada do anestésico local através do osso cortical no osso esponjoso mais permeável do processo alveolar. É superior ao sistema STA Wand, uma vez que não utiliza uma peça de mão descartável dispendiosa. É constituído por agulhas especiais DHT (Dental Hi Tec) que permitem mais cortar do que perfurar a mucosa, com mais suavidade do que com mais nitidez. Ao aplicar o anestésico local no osso alveolar perto de um dente MIH hipersensível, consegue-se uma anestesia mais profunda e muito mais fiável com menos anestésico e, portanto, menos carga tóxica (**Richard Steffen**).[3] O QuickSleeper é atualmente o único dispositivo controlado por computador no mercado que permite, com uma agulha rotativa, uma perfuração direcionada através do osso cortical, de modo a que mesmo os molares MIH, que são difíceis de anestesiar, possam ser tratados repetidamente.

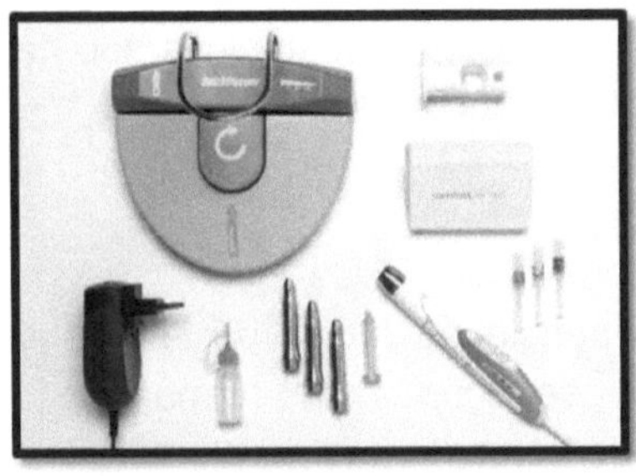

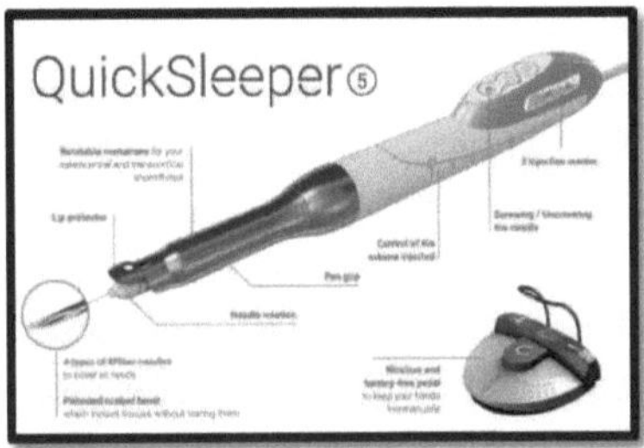

Fig.14: O dispositivo Quick Sleeper

3. Pré-medicação

É igualmente uma grande ajuda tratar crianças com dentes MIH hipersensíveis com uma pré-medicação analgésica antes de um tratamento futuro. O protocolo de pré-medicação MIH difere significativamente da analgesia convencional e baseia-se nos seguintes princípios:

• A utilização do analgésico mais eficaz para a pré-medicação.

• Doses muito elevadas mas de curta duração de medicamentos analgésicos (1-2 dias).

• Efeito direcionado do analgésico pré-despachado para reprimir a dor crónica (entre 48 e 24 horas antes do tratamento dentário).
• Devem ser evitadas a todo o custo doses prolongadas e demasiado repetidas de analgésicos (mais de 3-4, máximo 2-3 dias).

4. Controlo da dor pós-operatória, medicação após o tratamento

Normalmente, não é necessário um controlo especial da dor pós-operatória com qualquer medicação selecionada. No caso de procedimentos particularmente dolorosos (por exemplo, extração dos molares dos 6 anos), o analgésico já administrado na pré-medicação pode ser programado um pouco mais.

Sedação

A sedação pode influenciar o limiar da dor e da consciência nas crianças. Embora a sedação com fármacos possa ser utilizada especialmente em doentes muito jovens, a sedação com uma mistura de óxido nitroso e oxigénio será a medicação de eleição para crianças entre os cinco e os sete anos de idade. Nunca é demais sublinhar a eficácia da sedação com óxido nitroso/oxigénio em doentes com HMI que já sofreram vários fracassos de tratamento. A sedação por inalação pode ser aplicada numa dosagem média (30-50% de teor de N2O), apresentando um efeito analgésico baixo, mas um efeito sedativo ainda maior. Se a sedação com óxido nitroso for aplicada corretamente, pode ser utilizada para colocar as ansiedades existentes num novo contexto, estabelecer protocolos de tratamento e também evitar os reflexos de vómito induzidos pela ansiedade. **(Diretrizes Clínicas Nacionais do Reino Unido em Odontopediatria)**[47]

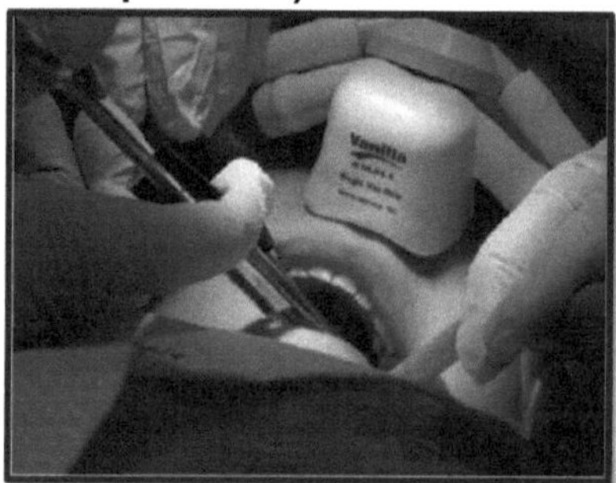

Fig. 15: Sedação com óxido nitroso

Anestesia geral

Em casos selecionados, se o esforço clínico necessário para o controlo da dor e a gestão da ansiedade for tão extremo que o tratamento não seja apropriado para a idade do paciente e seja clinicamente correto, então o paciente pode necessitar de ser tratado sob anestesia geral **(Diretrizes da Associação Dentária Americana).**[48]
Outras opções

• A realização do tratamento dentário sob isolamento com dique de borracha pode evitar a sensibilidade de outros dentes durante procedimentos não anestesiados e a utilização de um ejetor de saliva em vez de uma sucção de grande volume pode ser uma opção mais suave para os dentes hipersensíveis.

• Foram também descritas algumas técnicas de gestão pré-operatória, como a utilização de pasta dentífrica dessensibilizante antes da consulta de restauração.[46]

• **Fayle SA 2003**[49] recomendou a aplicação de verniz fluoretado numa consulta pré-restauração.

• Podem ser utilizadas restaurações provisórias sedativas, como os cimentos de ionómero de vidro, caso a dor seja incontrolável e seja difícil concluir o tratamento de restauração.[46] Os cimentos de ionómero de vidro têm propriedades sedativas em casos de hipersensibilidade e ajudam a acalmar o dente altamente sensível. Após uma a duas semanas, o tratamento de restauração pode ser concluído. Esta técnica em duas etapas pode proporcionar consultas mais curtas e mais confortáveis para os jovens pacientes

Gestão conservadora de dentes afectados por MIH

A gestão da HIM é um desafio, uma vez que a aparência clínica e a necessidade individual de tratamento variam muito, estando disponível um amplo espetro de modalidades de tratamento, que vão desde a prevenção da degradação do esmalte ou cárie, gestão da hipersensibilidade ou dor, tratamentos restauradores, até à extração com ou sem alinhamento ortodôntico subsequente dos dentes adjacentes. A decisão sobre qual destas opções é adequada tem de ser tomada individualmente, considerando a gravidade das lesões, a sintomatologia do dente afetado e a idade e expectativas dentárias do paciente **(N.A. Lygidakis et al 2010)**.[50] A identificação de pacientes em risco de HMI e o diagnóstico precoce podem levar a uma gestão mais eficaz e conservadora. Com base nas evidências disponíveis, as crianças em risco de HMI são aquelas com uma saúde geral fraca durante a primeira infância e/ou aquelas com segundo(s) molar(es) primário(s) hipomineralizado(s). Atualmente, não existem diretrizes disponíveis para a gestão da HIM; no entanto, a Academia Europeia de Dentisteria Pediátrica publicou um documento de consenso em 2010 como "orientação de melhores práticas clínicas para os clínicos que lidam com a HIM".[50]

Abordagens de tratamento preventivo

O tratamento preventivo após o diagnóstico de HIM deve ser adaptado individualmente a cada paciente, tendo em conta factores como o risco de cárie do paciente, a rutura da pós-obstrução da lesão, quaisquer sintomas que o paciente possa ter e a sua gravidade, e a extensão/severidade das lesões demarcadas. A tomada de decisão clínica depende, em grande medida, do número de dentes envolvidos e da gravidade das lesões (profundidade, tamanho, cor e degradação do esmalte). Por exemplo, os casos ligeiros de HIM podem não precisar necessariamente de ser tratados com abordagens de tratamento extensivas. No entanto, é muito importante iniciar uma prevenção reforçada assim que os dentes com HMI erupcionem, uma vez que são propensos a uma quebra posteruptiva do esmalte e a cáries devido à maior porosidade do esmalte e à sua menor resistência mecânica, especialmente em lesões graves de HMI **(Z. Almuallem e A. Busuttil-Naud 2018)**.[7] As crianças afectadas e os seus pais devem receber os conselhos dietéticos e preventivos adequados para limitar a cariogenicidade e a erosividade da dieta da criança. Devem ser encorajadas a usar pasta dentífrica fluoretada com pelo menos 1450 ppm F para reduzir o risco de cárie e a sensibilidade dentária.[3]

Tanto os estudos in vitro como in vivo indicam que a remineralização da pós-supressão dos dentes afectados pela HMI parece ser clinicamente possível, mas a resolução completa dos sintomas nem sempre é viável devido à extensão, profundidade e espessura destas lesões. Num esforço para remineralizar os dentes afectados por MIH e reduzir a sensibilidade dentária, tem sido aplicada uma grande variedade de materiais nas lesões de esmalte.

1.   **Fluoretos -** Os fluoretos aplicados topicamente, sob a forma de vernizes ou géis concentrados, podem atuar como um reservatório de iões de flúor. Estes fluoretos podem ser redepositados como fluorapatite na superfície do dente durante a remineralização e reduzem a sensibilidade dentária, ao mesmo tempo que aumentam a resistência do dente à desmineralização.[42] Um dos vernizes de flúor mais utilizados é o **Duraphat** que contém 50 mg NaF/mL (2,26% F, 22.600 ppm F), que se liga ao esmalte e à placa bacteriana, actuando como um reservatório

de flúor de libertação lenta. Outro gel de tratamento menos concentrado, o **Gelkam**, que contém 0,4% de SnF (3000 ppm de Sn e 1000 ppm de F), pode ser aplicado como uma única gota num cotonete pelos pais (que devem "pintar o molar como se fosse verniz das unhas") várias vezes por semana, após a escovagem e o uso do fio dentário. Os pais devem ser muito responsáveis e cumprir integralmente esta tarefa, uma vez que a ingestão regular deste produto antes da erupção dos incisivos permanentes pode promover a fluorose anterior **(Papageorgiou SN e Hubertus van Waes).**[3]

Este tratamento pode ser apropriado especialmente para o primeiro molar permanente recém-erupcionado com hipomineralização moderada e sem desintegração da superfície do esmalte, onde um inquérito indicou que a maioria dos dentistas noruegueses (51,2%) preferia o tratamento com verniz fluoretado para tais lesões.

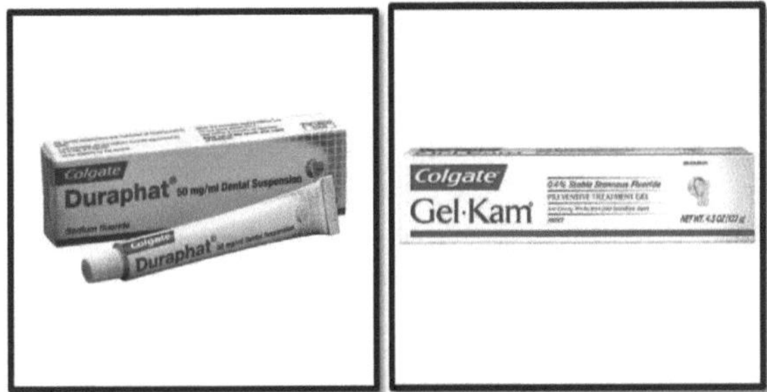

Fig. 16: Fluoretos

2. Pastas de dentes contendo vidro bioativo - A pasta de dentes **Novamin** inclui uma partícula de vidro bioativo muito fina com um tamanho de partícula de ~18 μm utilizada como agente de reparação ativo. Este material remineraliza os túbulos na dentina através da formação de apatite, levando a uma redução da permeabilidade aos fluidos e, consequentemente, da sensibilidade dentária. Vários estudos sugerem que as pastas dentífricas que contêm NovaMin têm uma melhor capacidade de remineralização do que a pasta de fosfopeptídeo de caseína fosfato de cálcio amorfo (CPP-ACP) amplamente utilizada, uma vez que a primeira se fixa à superfície do esmalte de forma mais compacta. Estes dentífricos contendo biovidro podem ser simplesmente aplicados pelo paciente em aparelhos de contenção do tipo Essix durante a noite **(Hubertus van Waes).**[3]

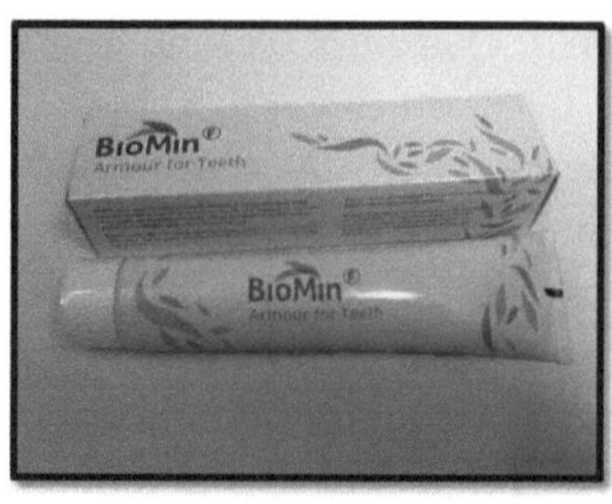

Fig. 17: Pasta de dentes com vidro bioativo

3. **Pastas dentífricas contendo arginina** - foram também propostas para o tratamento de dentes afectados por HIM para reduzir a hipersensibilidade associada **(Katrin Bekes)**.[51] A arginina promove o selamento dos túbulos dentinários, diminuindo assim o número de aferências sensoriais expostas e bloqueando o mecanismo hidrodinâmico da dor. Uma meta-análise recente sobre a hipersensibilidade dentinária em geral indicou que as pastas dentífricas contendo arginina proporcionaram um efeito dessensibilizante superior em termos de teste de hipersensibilidade tátil ou teste de jato de ar em comparação com as pastas dentífricas contendo flúor, estrôncio ou potássio.

Estes resultados são consistentes com as observações de **Bekes et al 2016** que encontraram uma diminuição significativa da hipersensibilidade 8 semanas após duas aplicações de uma pasta dessensibilizante de arginina em dentes com HIM.[51] Estes resultados sugerem que a pasta de arginina pode ser recomendada como um agente dessensibilizante para dentes afectados por HIM.

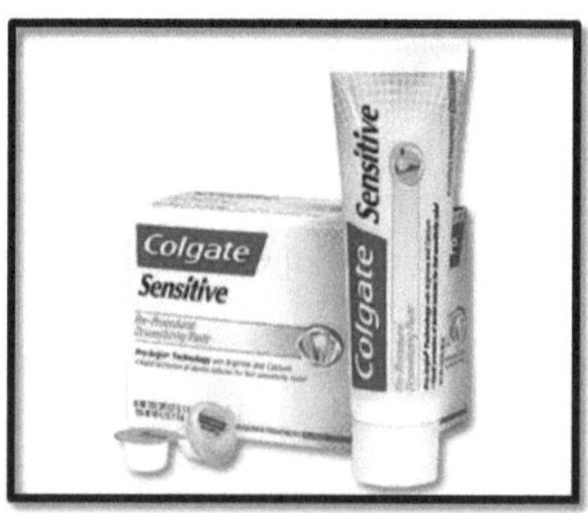

Fig. 18: Pasta de dentes com arginina

4. **Fosfopeptídeo de caseína Fosfato de cálcio amorfo (CPP-ACP)** -
Os nanocomplexos **CPP-ACP** são péptidos derivados da caseína em
que o ACP é estabilizado pelo CPP, e estes nanocomplexos actuam
como um reservatório de cálcio e fosfato quando incorporados na placa
dentária e na superfície do dente. É recomendado especialmente nas
fases iniciais em que o esmalte da superfície dos dentes recém-
erupcionados não está completamente amadurecido. O ingrediente
CPP-ACP ajuda a aumentar a biodisponibilidade do cálcio e do fosfato
na saliva e, por conseguinte, incentiva a remineralização e a
dessensibilização dos dentes MIH. Tem a capacidade de se ligar
fortemente ao biofilme dos dentes e também pode estabilizar os iões de
cálcio, fosfato e flúor na saliva através da presença de CPP, o que
impede a precipitação espontânea e permite a penetração destes iões
em profundidade na lesão subsuperficial; estes factores são eficazes
para melhorar o processo de remineralização em todo o corpo da lesão,
enquanto os produtos que contêm apenas flúor tendem a remineralizar
principalmente a camada superficial. **Tooth Mousse** e **MI Paste Plus**
são os produtos dentários mais utilizados que contêm CPP-ACP. A
Tooth Mousse tem 10% de CPP-ACP, enquanto a MI Paste Plus tem
10% de CPP-ACP mais 0,2% de NaF (900 ppm F). A utilização
combinada de flúor e CPP-ACP demonstrou proporcionar maiores
benefícios do que a utilização de qualquer um dos agentes
isoladamente. Deve-se notar que os produtos CPP-ACP são contra-
indicados em crianças alérgicas à proteína do leite devido à presença de
caseína. Gomas de mascar e pastilhas sem açúcar contendo CPP-ACP
também estão disponíveis e podem ser recomendadas **(Papageorgiou
SN e Hubertus van Waes).**[3] **Ozgul et al 2013** relataram que o CPP-
ACP foi considerado mais eficaz na redução da hipersensibilidade dos
dentes com MIH.[52]

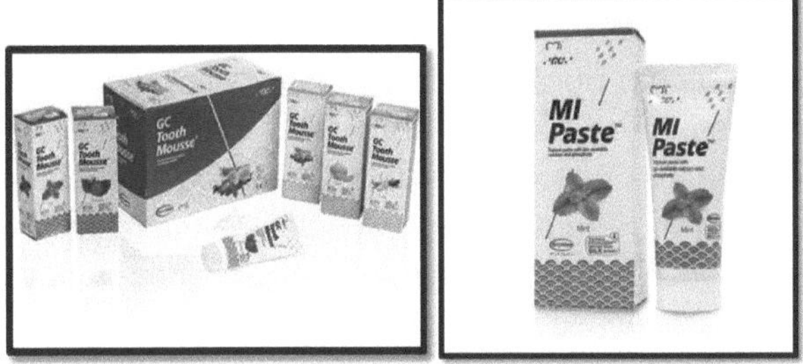

Fig.19: Fosfopeptídeo de caseína Fosfato de cálcio amorfo

5. **Enamelon Treatment Gel** - contém fluoreto (970 ppm F) e fosfato de cálcio amorfo (ACP). Estudos demonstraram que este produto fornece quantidades substanciais de iões de flúor e ACP para melhorar a remineralização com benefícios semelhantes quando comparado com produtos com 5.000 ppm de flúor.

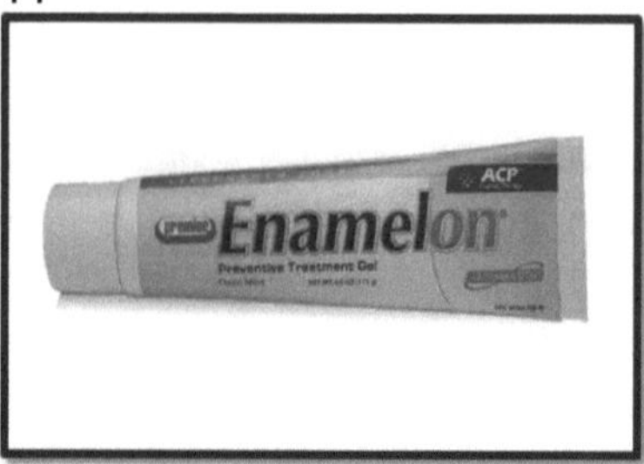

Fig. 20: Gel de tratamento Enamelon

6. **Selante de fissuras** - Como parte da prevenção na clínica dentária, recomenda-se o selamento de fissuras dos molares com HMI. Se a superfície de esmalte dos molares afectados por MIH estiver intacta, os selantes de fissuras à base de resina podem ser utilizados em conjunto com a aplicação de adesivo antes da colocação, de modo a aumentar a retenção do selante de fissuras. No entanto, os resultados relativos à utilização de um adesivo antes da aplicação do selante de fissuras são contraditórios. O aumento da força de adesão dos selantes de fissuras também pode ser conseguido através da utilização de agentes desproteinizantes, tais como hipoclorito de sódio a 5% ou gel Papacarie à base de papaína, durante 60 s após o condicionamento. Se os molares afectados pela HIM estiverem apenas parcialmente erupcionados, forem hipersensíveis ou tiverem uma rutura pós-supurativa do esmalte, então os selantes de fissuras de cimento de ionómero de vidro podem ser preferíveis, apesar de estes selantes servirem apenas como opção de tratamento temporário devido à fraca retenção do material. Por conseguinte, a aplicação destes selantes varia da dos selantes típicos à base de resina e abrange frequentemente toda a superfície oclusal. Regra geral, os selantes de fissuras aplicados devem ser monitorizados regularmente e substituídos quando perdidos, enquanto as aplicações profissionais regulares adicionais de vernizes/géis de flúor podem ser utilizadas como parte do protocolo de prevenção reforçada e para reduzir a sensibilidade dentária.

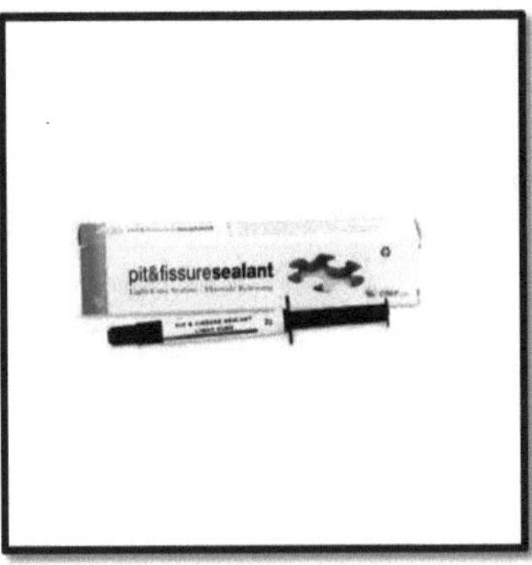

Fig. 21: Selante de fissuras

OPÇÕES DE TRATAMENTO

Tabela 3: Tratamento da hipomineralização molar-incisivo

	LEVE		MODERADO	SEVERO
Molares	Pasta de dentes dessensibilizante Verniz com flúor Selantes		Selantes de verniz com flúor Restauração de resina	Cobertura de ionómero de vidro Resina provisória Coroas de aço inoxidável Extração
Incisivos	Sem tratamento Perfusão de resina		Branqueamento/selagem Perfusão de resina Restauração de resina por microabrasão	Branqueamento/ Selagem Perfusão de resina Microabrasão Restauração de resina Facetas

Para dentes posteriores

Foi relatado que estes dentes têm cinco a dez vezes mais necessidades de tratamento dentário do que os molares sem HMI. Ao tratar estes dentes, a primeira consideração clínica é se se deve restaurar ou extrair. Isto depende de factores como: a idade da criança; a gravidade da HIM; o envolvimento da polpa; a presença de germe(s) do terceiro molar; a capacidade de restauração do dente/dentes; o prognóstico esperado a longo prazo; e o custo do tratamento a longo prazo **(N.A. Lygidakis 2010)**.[17]

1. **Infiltração de resina** - Também conhecida como erosão-infiltração, esta técnica utiliza uma resina de muito baixa viscosidade capaz de penetrar no esmalte desmineralizado. O Icon da DMG (Hamburgo, Alemanha) é o único material disponível para este procedimento. O seu fabricante recomenda este material para tratar cáries incipientes e/ou lesões cariosas de manchas brancas que atinjam até ao terço exterior da dentina. O sistema Icon é composto por: Icon-Etch (ácido clorídrico a 15%), Icon-Dry (etanol a 99%) e Icon-Infiltrant (resina à base de

metacrilato). O ácido clorídrico é utilizado para eliminar a camada superficial relativamente intacta e abrir o acesso ao corpo da lesão, depois a resina fluida é infiltrada nos canais amplos de comunicação. Embora este produto não tenha propriedades bioactivas, pelo que não permite um futuro aumento mineral da lesão, os investigadores sugerem que poderia proteger contra o ataque ácido, melhorar as propriedades micromecânicas do esmalte e diminuir a degradação do esmalte pós-eruptivo e/ou uma possível melhoria nos resultados de colagem e restauração. **Crombie et al. 2013**[53] sugerem que, em molares com MIH, o infiltrante de resina tem o potencial de penetrar em superfícies como as inclinações hipomineralizadas das cúspides, que são susceptíveis à degradação do esmalte pós-eruptivo, sem interferir com a oclusão ou ser quebrado por forças oclusais, pelo que este material pode ser eficaz se for utilizado como "selante de fissuras", mas o material será infiltrado no esmalte hipomineralizado, pelo que este procedimento, se realizado, é irreversível e requer um excelente isolamento. **Crombie et al. 2013** também sugerem um possível benefício deste material, se for aplicado antes da restauração com compósito, na melhoria da adesão, aumentando a hidrofobicidade da superfície e a área da interface resina-esmalte.[53] Em relação às propriedades micromecânicas, estudos relataram melhora na dureza do esmalte de lesões de HIM que foram infiltradas com o infiltrante resinoso Icon, porém, houve apenas um aumento de 15% na dureza, o que não atinge os valores normais. Embora os estudos laboratoriais tenham constatado que o infiltrante de resina é capaz de penetrar no esmalte hipomineralizado em desenvolvimento, isto ocorre de uma forma inconsistente, não tão extensivamente como relatado em lesões cariosas e não atinge o ADJ. Parece que os dentes com HIM grave podem ser infiltrados mais do que os casos ligeiros devido à sua maior porosidade e densidade mineral reduzida. Poderá ser necessário aumentar o tempo de condicionamento ácido em casos de MIH, tal como sugerido por **Kumar H et al.2016.**[54] **Denis et al. 2013.**[55] indicam que esta técnica parece inadequada, especialmente em casos de MIH ligeira em que o defeito está localizado abaixo dos dois terços superficiais de esmalte relativamente saudável. Por conseguinte, esta técnica ainda não é fortemente recomendada e requer mais investigação.

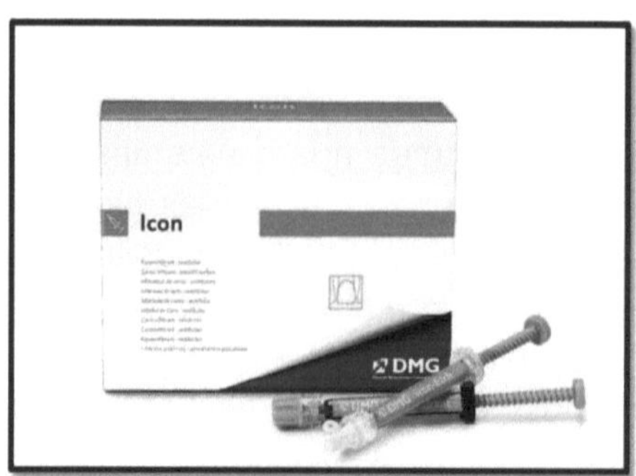

Fig. 22: Infiltração de resina

2. Restaurações - Ao restaurar dentes hipomineralizados, os dentistas enfrentam frequentemente dificuldades em definir as margens da cavidade. O desenho da cavidade desempenha um papel fundamental, uma vez que os restos de esmalte defeituoso comprometem o resultado final. Recomenda-se que o desenho da cavidade envolva a remoção de todo o esmalte poroso, mas não necessariamente descolorido, até se obter resistência à broca ou à sonda. As restaurações **de cimento de ionómero de vidro (CIV) ou de CIV modificado com resina** podem ser consideradas apenas como uma abordagem intermédia até à colocação da restauração definitiva. **O compósito de resina** é o material de eleição e recomendado para restaurações de uma a três superfícies e o pré-tratamento com hipoclorito de sódio a 5,25% pode melhorar a resistência da ligação. A amálgama deve ser evitada devido ao facto de as cavidades dos molares MIH terem uma forma atípica, pelo que é frequente ocorrerem mais rupturas nas margens, não é adesiva, pelo que não restaura a resistência do dente e é um mau isolante.

3. Cobertura total ou parcial Coroas metálicas pré-formadas (PMCs) - Uma coroa metálica pré-formada (PMC), mais vulgarmente conhecida como coroa de aço inoxidável (SSC), é uma forma de coroa metálica pré-fabricada que é adaptada ao dente individual e cimentada com um agente de cimentação. As SSCs têm uma longa história de utilização, embora a sua maior utilização seja na dentição primária. A cobertura completa com uma coroa de aço inoxidável evita a perda de mais dentes, reduz a sensibilidade, evita fracturas das cúspides e ajuda a manter o espaço e a altura da coroa. Não é dispendiosa e requer pouco tempo de preparação e colocação. Geralmente, as indicações para utilização em dentes permanentes incluem a restauração provisória de dentes partidos ou traumatizados, dentes de pacientes jovens com defeitos de desenvolvimento e restauração de um molar permanente que necessite de cobertura total, mas que esteja apenas parcialmente erupcionado. No caso de molares MIH com defeitos extensos, especialmente quando existe um envolvimento significativo da cúspide, as coroas metálicas pré-formadas proporcionam frequentemente uma solução provisória média expedita e eficaz. O termo "provisório" refere-se a qualquer período de tempo que varia de alguns meses a uma década ou mais. As SSCs podem preservar molares com MIH até que as restaurações de gesso sejam viáveis **(Katrin Bekes).**[3] Além disso, estas coroas podem ser colocadas em molares com mau prognóstico, onde a extração é o tratamento de eleição. O dente com MIH pode ser preservado numa fase inicial enquanto se aguarda o momento ideal para a extração

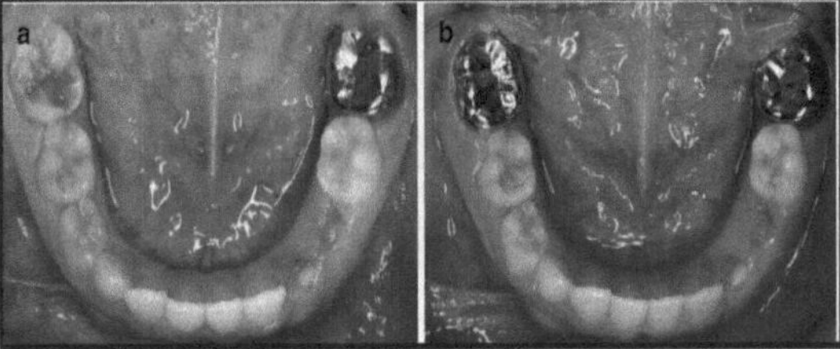

Fig. 23: Cobertura total ou parcial realizada com coroas metálicas

Os onlays indirectos de metal não precioso, de ouro ou da cor dos dentes podem ser utilizados em crianças mais velhas, mas o procedimento é moroso, sensível à técnica e dispendioso; no entanto, os estudos revelaram que este tipo de tratamento é clinicamente bem sucedido ao longo de cinco anos de acompanhamento.

As coroas provisórias de compósito maleável pré-formadas que vêm em diferentes tamanhos (Protemp Crown Temporisation Material da 3M ESPE) podem oferecer uma opção estética. Com este material é necessária alguma preparação do dente e a coroa necessitará de alguns ajustes, mas o processo é considerado fácil e requer uma única consulta. Ainda não existem estudos que avaliem o desempenho destas coroas em molares MIH.

4. **CAD/CAM** - Atualmente, existem muitas formas de produzir restaurações indirectas com base em cerâmica ou compósito. As restaurações fabricadas de forma convencional competem com os procedimentos de desenho assistido por computador e fabrico assistido por computador (CAD/CAM). No que diz respeito à odontopediatria, as restaurações CAD/CAM tornaram-se um método comum de tratamento para dentes permanentes em crianças. A combinação desta tecnologia com a utilização de impressões digitais também pode ser uma vantagem adicional. Os dados demonstraram que os adolescentes se sentem mais confortáveis com a digitalização, embora estes scanners possam exigir mais tempo de cadeira do que os métodos de moldagem tradicionais. No entanto, no que diz respeito aos casos de MIH, a literatura é rara, tendo sido publicado apenas um relato de caso utilizando blocos de cerâmica.

5. **Extração de molares severamente** afectados - Para os primeiros molares permanentes severamente afectados com mau prognóstico, a extração pode ser considerada na idade dentária de oito a dez anos. Isto dará aos segundos molares permanentes (SPM) uma oportunidade de se deslocarem para a posição de FPM. Antes de ser tomada a decisão de extrair os molares, deve ser efectuada uma avaliação dentária completa para verificar a presença, a posição e a formação normal da dentição permanente em desenvolvimento, para garantir condições ortodônticas favoráveis. Portanto, é aconselhável procurar uma opinião ortodôntica antes da extração e deve ser considerada a possibilidade de outras extracções de FPM por razões de equilíbrio e compensação. A erupção espontânea mesial dos SPMs é mais provável de ocorrer quando o folículo SPM ainda está totalmente dentro do osso. Foi sugerido que o momento ideal para a extração do MPF é indicado radiograficamente pela calcificação da bifurcação das raízes dos MPS inferiores. No entanto, estudos mostram que o estágio de desenvolvimento do SPM pode não ser tão crítico quanto a orientação atual sugere. A chance de posicionamento ideal dos SPMs após a extração dos FPMs no momento ideal é de 94% para SPMs superiores e 66% para SPMs inferiores. Na arcada superior, o fechamento completo do espaço é mais esperado, independentemente do momento da extração, enquanto na arcada inferior, mesmo quando os MPFs são extraídos no momento geralmente aceito como ideal, uma proporção significativa de pacientes ainda apresentará fechamento incompleto do espaço ou desalinhamento dentário. Portanto, pode ser necessário

tratamento ortodôntico com aparelho fixo para fechar o espaço residual, mas isso levará menos tempo do que se a extração dos PMFs fosse realizada após a erupção dos PMSs.

Para dentes anteriores

1. Microabrasão - Envolve a remoção de uma pequena quantidade de esmalte superficial (não mais de 100 µm (0,1 mm)) através de abrasão e erosão utilizando ácido clorídrico a 18% ou ácido fosfórico a 37,5% com pedra-pomes. O processo abrasa a superfície do esmalte ao mesmo tempo que o polimento, o que leva a alterações nas propriedades ópticas e pode melhorar a estética.[56] A microabrasão é indicada quando a descoloração se limita à superfície exterior do esmalte e é mais eficaz na eliminação de manchas castanhas. Esta técnica foi sugerida na literatura para o tratamento estético de incisivos com HMI, com benefícios limitados se utilizada isoladamente devido à anatomopatologia das lesões de HMI. Alguns investigadores sugerem esta técnica para remover uma camada superficial hipermineralizada de esmalte, seguida da aplicação caseira de produtos CPP-ACP, uma vez que se verificou que melhora os resultados da remineralização. **Pliska BT et al 2012** relataram que o tratamento de microabrasão com ou sem CPP-ACP melhorou a fluorescência e, assim, reduziu as WSLs.[56]

2. **Branqueamento dentário -** O objetivo é camuflar as opacidades brancas, aumentando o brilho geral dos dentes. Os possíveis efeitos secundários do branqueamento são: sensibilidade, irritação das mucosas e alterações da superfície do esmalte. O branqueamento caseiro através da colocação diária de gel de peróxido de carbamida a 10% em moldeiras personalizadas é a opção de branqueamento mais suave prescrita pelo médico dentista, mas para uma maior proteção, recomenda-se a utilização combinada de CPP-ACP Tooth Mousse e gel branqueador, que protegerá a estrutura dentária e remineralizará as opacidades MIH durante o processo de branqueamento sem interferir com o efeito de branqueamento. A utilização combinada de peróxido de hidrogénio e CPP-ACP, pode ser feita com um rácio de 1:6 a 3:4, dependendo da resposta de opacidade ao agente branqueador **(Z. Almuallem e A. Busuttil-Naud 2018).**[7]

3. **Técnica de condicionamento ácido, branqueamento e selagem -** Esta técnica foi sugerida por Wright para remover manchas castanho-amareladas. O dente afetado deve ser primeiro condicionado com ácido

fosfórico a 37% durante 60 segundos, seguido da aplicação contínua de hipoclorito de sódio a 5% como agente branqueador durante cinco a dez minutos. Em seguida, o dente deve ser novamente tratado com ácido fosfórico e coberto com uma camada protetora, como um selante de fissuras transparente ou um agente de ligação de compósito. Com esta técnica, as manchas amarelo-acastanhadas podem ser eliminadas, deixando um aspeto branco mosqueado que é esteticamente mais aceitável (J. Timothy Wright).[57]

4. Restaurações de compósito - As restaurações de compósito envolvem a remoção do esmalte defeituoso e a construção de resina composta utilizando resinas opacas para evitar a redução excessiva do esmalte, enquanto as facetas de compósito podem ser uma abordagem mais conservadora, uma vez que podem ser realizadas sem preparação do dente, ou seja, sem remoção do esmalte defeituoso. Estas opções podem ser indicadas para grandes defeitos de esmalte que requerem tratamento devido a dentina exposta ou esmalte lascado. A resistência da ligação ao esmalte hipomineralizado pode ser melhorada significativamente através do pré-tratamento com hipoclorito de sódio a 5,25% durante um minuto após o condicionamento. As resinas compostas são susceptíveis de descoloração, desgaste e fracturas marginais; por conseguinte, é necessária uma manutenção a longo prazo.[7]

5. **Facetas de porcelana** - São indicadas para pacientes com idade igual ou superior a 18 anos, quando a margem gengival já está madura. Pode ser uma opção quando as outras técnicas não produziram resultados satisfatórios.

6. **Infiltração de resina** - Esta técnica foi discutida anteriormente em "opções de tratamento de molares". Adicionalmente, também pode ter alguns benefícios na gestão estética dos incisivos MIH. Uma vez que o índice de refração do infiltrante de resina (1,52) é próximo do do esmalte saudável (1,62), isto pode melhorar as propriedades ópticas, melhorando a translucidez e, por conseguinte, melhorando a estética. Como mencionado anteriormente, esta técnica parece inadequada, especialmente para casos de MIH ligeira, em que o defeito está localizado abaixo dos dois terços superficiais de esmalte relativamente saudável. **Attal et al.2014[58]** sugeriram uma modificação desta técnica para a gestão estética de incisivos com HIM e esta foi introduzida como "técnica de infiltração profunda de resina". A técnica envolve a

preparação do dente afetado através de um dispositivo de jato de areia intra-oral para garantir que a infiltração pode, de facto, atingir toda a extensão da lesão no caso de MIH. Este procedimento não deve remover mais de 500 μm do esmalte da superfície e, após a infiltração da resina, pode ser adicionado algum compósito à superfície do dente. A ligação entre o infiltrante de resina e o compósito é de muito boa qualidade. Os estudos que avaliaram a longevidade do resultado estético encontraram resultados estáveis durante, pelo menos, seis meses, sendo a principal desvantagem a descoloração do material. **Paris S et al.2013**[59] sugerem que o esmalte infiltrado bem polido é resistente à descoloração. No entanto, estes resultados estão relacionados com a técnica de infiltração regular de resina, uma vez que na situação de infiltração profunda o infiltrante de resina não está em contacto com o ambiente externo. Em geral, a utilização da técnica de infiltração de resina em dentes com HMI requer mais investigação, melhoria das propriedades do material e/ou modificações da técnica para ser fortemente recomendada em casos de HMI.

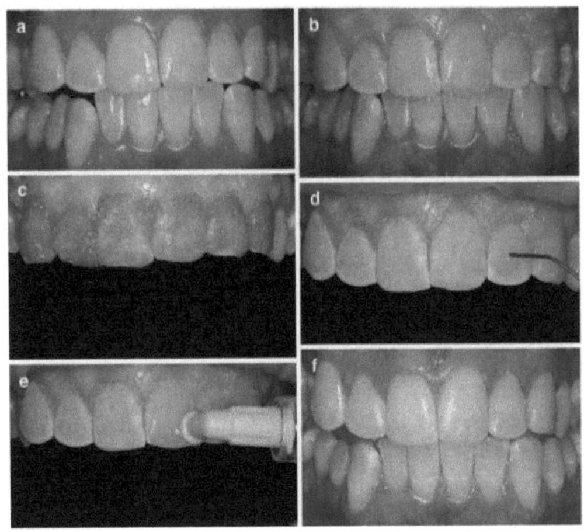

Fig. 24: Infiltração de resina em dentes anteriores

7. Macroredução e estratificação estética - A macroredução é utilizada isoladamente ou, como este protocolo define frequentemente, em conjunto com e após a utilização dos procedimentos acima mencionados, apenas se permanecer um defeito visível ou estrutural. Dependendo da posição da lesão residual, pode ser necessária uma redução adicional do dente, mesmo após a infiltração de resina, tanto para eliminar fisicamente aspectos da lesão como para proporcionar um espaço de restauração adequado para a estratificação estética planeada de compósito e/ou procedimentos indirectos. Como tal, o isolamento do dique de borracha em conjunto com o cordão de retração é necessário para maximizar o prognóstico destas restaurações (**Clarence P. Tam e David J. Manton**).[3]

Esta é considerada uma abordagem de restauração irreversível, e exigirá manutenção e substituições ao longo do tempo, uma vez que as restaurações de compósito têm uma vida útil limitada. A abordagem requer a utilização prudente de bisel infinito e/ou starburst para aumentar a área de superfície, tanto para a adesão como para a mistura de resinas na superfície do esmalte adjacente. A preparação e descontaminação da superfície com microabrasão a ar de partículas também é benéfica para obter a retenção micromecânica antes do procedimento adesivo. Se a necessidade de adição ou estratificação de compósito for conhecida, é fundamental que seja gerado um mapa de cores e registado fotograficamente antes da administração da anestesia dentária. Se houver uma deficiência na forma do contorno ou na anatomia primária do dente afetado, é importante restaurar a forma utilizando um enceramento de diagnóstico guiado ou uma abordagem à mão livre para construir a prateleira lingual ou palatina. É utilizado um material de silicone de adição auto-polimerizável (por exemplo, Exaflex, GC America) para capturar os aspectos palatinos que se estendem até ao ângulo da linha facio-incisal do enceramento. Normalmente, é utilizado um compósito cromático ou acromático semi-translúcido ou branco-leitoso translúcido semelhante ao esmalte para esta camada, normalmente com uma espessura média de 0,3 mm. Esta camada deve aproximar-se do ângulo palato-axial ou da inclinação dos dentes adjacentes, proporcionando um espaço adequado para a colocação dos compósitos subsequentes na face. Pode ser necessário utilizar opacos (por exemplo, Masking Liner, Essentia, GC America) em camadas finas para ocluir/mascarar visualmente as regiões descoloridas da preparação do dente. A tonalidade, o valor e o croma do dente reflectem-se nas tonalidades de dentina escolhidas. Estas tonalidades opacas aproximam-se muito da tonalidade alvo pré-desidratada no aspeto cervical do dente, pelo facto de a dentina ser mais visível na área onde o esmalte é mais fino. A camada de dentina é esculpida anatomicamente com o aspeto incisal a desenvolver-se em mamelões de dentina, com normalmente 2 a 3 lóbulos dominantes, dependendo do dente anterior a ser restaurado. Estes mamelões são ainda divididos em sub-cabeças mais pequenas, com ligações subtis de pequenos filamentos destas sub-cabeças em intervalos esporádicos ao bordo incisal. O ângulo mais importante para avaliar a espessura da camada é a partir da vista incisal. Desta forma, o espaço remanescente para as camadas subsequentes pode ser preservado para evitar o "sobreconstrução" do dente facialmente, o que muitas vezes pode ser esteticamente desastroso após o acabamento de volta ao volume correto do dente bucolingual.

Após a colocação das camadas de dentina/opaco, o aspeto incisal apresenta os já referidos mamelões de dentina, que são uma série de áreas onduladas. É importante permitir que esta área apareça visivelmente no produto final, daí a necessidade de aplicar um material transparente translúcido nesta região. Muitas vezes, é utilizado um material translúcido transparente ou âmbar para a maior parte do bordo incisal, deixando espaço para uma aplicação translúcida azul ou cinzenta nos aspectos proximais e/ou proximoincisais do 1/3 incisal. É fundamental não aumentar demasiado esta camada e deixar espaço adequado para a camada de esmalte.

Uma vez curada a camada translúcida, ocasionalmente o mapa de cores indica a presença de pequenas estrias, manchas ou nuvens hipocalcificadas nos dentes adjacentes, juntamente com áreas de croma aumentado e/ou linhas de fissuras. Nesta altura, podem ser aplicados corantes ou pigmentos com o princípio de que "menos é mais". É importante ignorar qualquer aumento do aparecimento de hipocalcificação nos dentes adjacentes, uma vez que a desidratação altera o índice de refração do esmalte, como mencionado anteriormente. Mantenha-se fiel às suas armas, ou seja, mantenha o seu plano de cor original.

A camada de esmalte é geralmente composta por uma única camada cromática ou por duas camadas misturadas de um esmalte cromático cervicalmente e um esmalte acromático incisalmente. Esta é construída e esculpida até à sua forma completa, assegurando material e volume adequados nas regiões de transição do ângulo da linha facioproximal. Isto é fundamental para garantir uma "separação" visual adequada dos dentes e uma reprodução exacta da anatomia primária do dente.

A anatomia primária é refinada utilizando uma série de discos abrasivos (Sof-Lex Extra Thin, 3M ESPE) antes de os três planos de redução facial serem definidos utilizando uma broca de diamante fina de fita vermelha.

As saliências cervicais são completamente removidas. Existe uma área plana a ligeiramente côncava no plano facial nos terços incisal e médio entre a posição dos ângulos da linha facioproximal. Esta área é criada com uma broca de diamante fina de traço vermelho. A anatomia secundária é planeada utilizando um lápis HB e é inscrita na superfície do dente como um mapa de contorno antes da colocação utilizando uma série de brocas diamantadas de ponta de agulha, brocas diamantadas em forma de bola de futebol e brocas de chanfro para criar uma superfície lisa e ondulada que reflicta os lóbulos do respetivo dente. Uma vez concluído este processo, a utilização de discos Sof-Lex médios e finos, pressionando ligeiramente as depressões, ajuda a remover os riscos macro.

A anatomia terciária consiste frequentemente na colocação de perikymata, o que é conseguido com a utilização de brocas de diamante verdes ou grosseiras, executadas a uma velocidade de arranque e com uma ligeira pressão numa única direção ao longo do dente. A restauração é depois polida até atingir um brilho elevado, utilizando um pré-polidor seguido de taças e discos de polimento de silicone impregnados de diamante. Pode ser conferido um brilho final através da utilização de uma pasta de aluminióxido de 1 μm (Enamelize, Cosmedent) com um disco de feltro de plástico de face única montado num mandril (Flexibuff, Cosmedent).

Vários estudos corroboraram a longevidade das restaurações de compósito em incisivos permanentes jovens. **Peumann et al.** investigaram o sucesso de adições de compósito em incisivos centrais e laterais superiores durante um período de 5 anos, com um sucesso de 89% após o período de observação de 5 anos.[60] A macro-redução e a estratificação estética é uma abordagem que, quando utilizada de forma minimamente invasiva e após a utilização das técnicas acima mencionadas, pode resultar num resultado estético máximo para benefício do paciente.

Aspectos psicossociais: perspectivas das crianças

O impacto psicossocial dos defeitos do esmalte nas crianças não é um conceito novo, e existe um corpo crescente de literatura sobre este assunto, tanto de investigadores clínicos como de ciências sociais. No entanto, a qualidade de vida relacionada com a saúde oral (OHRQoL) e o bem-estar das crianças com HMI, como uma entidade específica, é uma área de investigação relativamente recente. Os estudos demonstraram que as crianças pequenas (8-10 anos de idade) com HMI moderada/severa podem ter uma QVRSB significativamente pior do que os seus pares, o que é atribuído às limitações funcionais (sintomas) das suas PMFs. Os impactos negativos relacionados com os efeitos sociais e emocionais de ter opacidades incisivas visíveis também foram destacados, uma vez que as crianças podem ter vergonha de mostrar os dentes em encontros sociais normais. A fim de abordar as preocupações das crianças sobre a sua aparência dentária, **Hasmun et al 2018**[61] realizaram um estudo prospetivo no qual o tratamento estético foi fornecido a 93 crianças com MIH que estavam alegadamente perturbadas pela aparência das suas opacidades anteriores. Um mês após a intervenção minimamente invasiva, as crianças relataram uma melhoria significativa da OHRQoL e da autoestima. Este foi o primeiro estudo a explorar o impacto do tratamento estético em crianças com HMI, mas é claramente necessária mais investigação para averiguar de que forma a gestão dos MPFs pode também afetar a QVRSB das crianças.

Por conseguinte, a hipomineralização dos incisivos molares é uma condição comum na infância que apresenta um conjunto único de desafios clínicos aos profissionais de saúde dentária. Assim, ao diagnosticar cuidadosamente a HIM e a sua gravidade e ao aplicar seletivamente diferentes terapias, os clínicos podem atingir os objectivos de ter pacientes com HIM que não tenham hipersensibilidade e que tenham uma dentição funcional e estética. É importante que a investigação básica e clínica continue a informar uma abordagem baseada em provas para estas crianças, tanto a curto como a longo prazo.

REFERÊNCIAS

1. Mittal, S., Kaur, A., Sharma, S., Bector, A., & Singh, R. (2013). Hipomineralização do incisivo molar: Uma revisão de literatura. Dental Journal of Advance Studies, 1(01), 037-042.

2. Simmer JP, Hu JC. Formação do esmalte dentário e o seu impacto na medicina dentária clínica. J Dent Educ. 2001 Sep;65(9):896-905.

3. Hipomineralização do incisivo molar: Um Guia Clínico de Diagnóstico e Tratamento - Katrin Bekes.

4. Onat, H., &Tosun, G. (2013). Hipomineralização do incisivo molar. Journal of Pediatric Dentistry/Sep-Dec, 1(3).

5. Koch G, Hallonsten AL, Ludvigsson N, Hansson BO, Holst A, Ullbro C. Estudo epidemiológico da hipomineralização idiopática do esmalte em dentes permanentes de crianças suecas. Community Dent Oral Epidemiol. 1987 Oct;15(5):279-85.

6. Weerheijm, K. L., Jalevik, B., & Alaluusua, S. (2001). Molar-incisivo hipomineralização. Caries research, 35(5), 390.

7. Almuallem, Z., & Busuttil-Naudi, A. (2018). Hipomineralização do incisivo molar (MIH) - uma visão geral. British dental journal, 225(7), 601-609.

8. Rodd HD, Graham A, Tajmehr N, Timms L, Hasmun N. Hipomineralização do incisivo molar: Conhecimento e prática actuais. Int Dent J. 2021 Aug;71(4):285-291.

9. Schwendicke F, Elhennawy K, Reda S, Bekes K, Manton DJ, Krois J. Global burden of molar incisor hypomineralization. J Dent. 2018 Jan; 68:10-18.

10. Kılınç G, Çetin M, Köse B, Ellidokuz H. Prevalência, etiologia e tratamento da hipomineralização dos incisivos molares em crianças residentes na cidade de Izmir (Turquia). Int J Paediatr Dent. 2019 Nov;29(6):775-782.

11. Serna C, Vicente A, Finke C, Ortiz AJ. Medicamentos relacionados à etiologia da hipomineralização de incisivos molares: Uma revisão sistemática. J Am Dent Assoc. 2016 Feb;147(2):120-30.

12. Wright, J. T. (2015). Diagnóstico e tratamento da hipomineralização molar-incisivo. Manual de Técnicas Clínicas em Odontopediatria, 99-106.

13. Allazzam, S. M., Alaki, S. M., & El Meligy, O. A. S. (2014). Hipomineralização do incisivo molar, prevalência e etiologia. Revista

internacional de odontologia, 2014.

14. Lagarde M, Vennat E, Attal JP, Dursun E. Estratégias para otimizar a adesão de materiais adesivos ao esmalte afetado pela hipomineralização de molares-incisivos: Uma revisão sistemática. Int J Paediatr Dent. 2020 Jul;30(4):405-420.

15. Elhennawy, K., & Schwendicke, F. (2016). Gerenciando a hipomineralização molar-incisivo: uma revisão sistemática. Journal of dentistry, 55, 16- 24.

16. de Alencar, C. D. R. B., & Cavalcanti, A. L. (2018). Hipomineralização de incisivos molares-um desafio da Odontopediatria? Journal of Oral Research, 7(3), 84-85.

17. Lygidakis NA. Modalidades de tratamento em crianças com dentes afectados por hipomineralização do esmalte molar-incisivo (MIH): Uma revisão sistemática. Eur Arch Paediatr Dent. 2010 Abr;11(2):65-74.

18. Da Costa-Silva CM, Ambrosano GM, Jeremias F, De Souza JF, Mialhe FL. Aumento da severidade da hipomineralização molar-incisivo e sua relação com a cor da opacidade do esmalte: um estudo de coorte prospetivo. Int J Paediatr Dent. 2011 Sep;21(5):333-41.

19. da Costa-Silva, C. M., & Mialhe, F. L. (2012). Considerações sobre o manejo clínico da hipomineralização molar-incisivo: Uma revisão de literatura. Revista Odonto Ciência, 27(4), 333-338.

20. Garcia-Margarit M, Catalá-Pizarro M, Montiel-Company JM, Almerich- Silla JM. Estudo epidemiológico da hipomineralização molar-incisivo em crianças espanholas de 8 anos de idade. Int J Paediatr Dent. 2014 Jan;24(1):14-22.

21. Rao MH, Aluru SC, Jayam C, Bandlapalli A, Patel N. Molar Incisor Hypomineralization. J Contemp Dent Pract. 2016 Jul 1;17(7):609-13.

22. Americano GC, Jacobsen PE, Soviero VM, Haubek D. Uma revisão sistemática sobre a associação entre a hipomineralização dos incisivos molares e a cárie dentária. Int J Paediatr Dent. 2017 Jan;27(1):11-21.

23. Zhao D, Dong B, Yu D, Ren Q, Sun Y. A prevalência da hipomineralização dos incisivos molares: evidência de 70 estudos. Int J Paediatr Dent. 2018 Mar;28(2):170-179.

24. Rai A, Singh A, Menon I, Singh J, Rai V, Aswal GS. Molar Incisor Hypomineralization: Prevalência e factores de risco entre crianças em idade escolar de 7-9 anos em Muradnagar, Ghaziabad. Open Dent J. 2018 Sep 28; 12:714-722.

25. Giuca MR, Cappè M, Carli E, Lardani L, Pasini M. Investigação das Caraterísticas Clínicas e dos Factores Etiológicos em Crianças com

Hipomineralização dos Incisivos Molares. Int J Dent. 2018 May 9;2018:7584736.

26. Raposo F, de Carvalho Rodrigues AC, Lia ÉN, Leal SC. Prevalência de Hipersensibilidade em Dentes Afetados por Hipomineralização Molar-Incisivo (MIH). Caries Res. 2019;53(4):424-430.

27. Davenport M, Welles AD, Angelopoulou MV, Gonzalez C, Okunseri C, Barbeau L, Bansal NK, Vergotine RJ, Hodgson BD. Prevalência de hipomineralização molar-incisivo em Milwaukee, Wisconsin, EUA: um estudo piloto. Clin CosmetInvestig Dent. 2019 May 30; 11:109-117.

28. Tagelsir Ahmed A, Soto-Rojas AE, Dean JA, Eckert GJ, Martinez-Mier EA. Prevalência de hipomineralização molar-incisivo e outros defeitos de esmalte e determinantes sociodemográficos associados em Indiana. J Am Dent Assoc. 2020 Jul;151(7):491-501.

29. Abdalla HE, Abuaffan AH, Kemoli AM. Hipomineralização dos incisivos molares, prevalência, padrão e distribuição em crianças sudanesas. BMC Oral Health. 2021 Jan 6;21(1):9. doi: 10.1186/s12903-020-01383-1.

30. Mangum JE, Crombie FA, Kilpatrick N, Manton DJ, Hubbard MJ. A integridade da superfície governa o proteoma do esmalte hipomineralizado. J Dent Res. 2010 Oct;89(10):1160-5. doi: 10.1177/0022034510375824.

31. Schroeder HE, Listgarten MA. Estrutura fina da inserção epitelial em desenvolvimento dos dentes humanos. Monogr Dev Biol. 1971; 2:1-134.

32. Weerheijm KL, Duggal M, Mejàre I, Papagiannoulis L, Koch G, Martens LC, Hallonsten AL. Critérios de julgamento para hipomineralização de incisivos molares (MIH) em estudos epidemiológicos: um resumo da reunião europeia sobre MIH realizada em Atenas, 2003. Eur J Paediatr Dent. 2003 Sep;4(3):110-3.

33. Xiaoyan Wu, Jingxue Wang, Yue-heng Li, Zheng-yan Yang &Zhi Zhou (2020) Association of molar incisor hypomineralization with premature birth or low birth weight: systematic review and meta-analysis, The Journal of Maternal-Fetal& Neonatal Medicine, 33:10, 1700-1708.

34. Alaluusua S, Lukinmaa PL, Koskimies M, Pirinen S, Höltta P, Kallio M, Holttinen T, Salmenperä L. Developmental dental defects associated with long breast feeding. Eur J Oral Sci. 1996 Out-Dez;104(5-6):493-7.

35. Ngoc VTN, Huong LT, Van Nhon B, Tan NTM, Van Thuc P, Hien VTT, Dung TM, Van Toan N, Anh LQ, Son LH, Chu-Dinh T, Chu DT. A maior prevalência de defeitos de desenvolvimento do esmalte na região afetada por dioxinas do que na região não afetada por dioxinas:

resultado de um estudo transversal no Vietname. Odontology. 2019 Jan;107(1):17-22.

36. Vieira AR. Sobre a contribuição genética para a hipomineralização dos incisivos molares. Int J Paediatr Dent. 2019 Jan;29(1):2-3.

37. Mathu-Muju K, Wright JT. Diagnóstico e tratamento da hipomineralização dos incisivos molares. Compend Contin Educ Dent. 2006 Nov;27(11):604-10

38. Ghanim A, Elfrink M, Weerheijm K, Mariño R, Manton D. Um método prático para utilização em estudos epidemiológicos sobre hipomineralização do esmalte. Eur Arch Paediatr Dent. 2015 Jun;16(3):235-46. doi: 10.1007/s40368-015-0178-8.

39. Steffen R, Krämer N, Bekes K. O conceito MIH de Würzburg: o índice de necessidade de tratamento MIH (MIH TNI) : Um novo índice para avaliar e planear o tratamento em pacientes com incisivo-hipomineralização molar (MIH). Eur Arch Paediatr Dent. 2017 Oct;18(5):355-361.

40. Jeremias F, de Souza JF, Silva CM, Cordeiro Rde C, Zuanon AC, Santos-Pinto L. Experiência de cárie dentária e Hipomineralização Molar-Incisor. Ata Odontol Scand. 2013 May-Jul;71(3-4):870-6.

41. Americano GC, Jorge RC, Moliterno LF, Soviero VM. Relacionando a Hipomineralização do Incisivo Molar e a Experiência de Cárie Utilizando o Índice de Cárie, Falta ou Preenchimento. Pediatr Dent. 2016 Oct 15;38(5):419-424.

42. William V, Messer LB, Burrow MF. Hipomineralização de incisivos molares: revisão e recomendações para o manejo clínico. Pediatr Dent. 2006 maio-Jun;28(3):224-32.

43. Rodd HD, Boissonade FM, Day PF. Status pulpar de molares permanentes hipomineralizados. Pediatr Dent. 2007 Nov-Dez;29(6):514-20.

44. Roberts JF, Curzon ME, Koch G, Martens LC. Revisão: técnicas de gestão do comportamento em dentisteria pediátrica. Eur Arch Paediatr Dent. 2010 Aug;11(4):166-74.

45. Bekes, K., & Steffen, R. (2021). Gestão do comportamento e controlo da dor no tratamento de crianças com hipomineralização de incisivos molares. Clinical Dentistry Reviewed, 5(1), 1-12.

46. Discepolo KE, Baker S. Adjuntos às técnicas tradicionais de anestesia local no caso de dentes hipomineralizados. N Y State Dent J. 2011 Nov;77(6):22-7.

47. Hosey MT; Diretrizes Clínicas Nacionais do Reino Unido em

Odontopediatria. Diretrizes Clínicas Nacionais do Reino Unido em Odontopediatria. Gerir crianças ansiosas: a utilização de sedação consciente em dentisteria pediátrica. Int J Paediatr Dent. 2002 Sep;12(5):359-72.

48. Diretrizes para a utilização de sedação e anestesia geral por dentistas - Adoptadas pela assembleia de delegados da ADA, outubro de 2016

49. Fayle SA. Hipomineralização dos incisivos molares: tratamento restaurador. Eur J Paediatr Dent. 2003 Sep;4(3):121-6.

50. Lygidakis NA, Wong F, Jälevik B, Vierrou AM, Alaluusua S, Espelid I. Guia de Boas Práticas Clínicas para os clínicos que lidam com crianças que apresentam Hipomineralização Molar-Incisivo (MIH): Um documento de política da EAPD. Eur Arch Paediatr Dent. 2010 Apr;11(2):75-81.

51. Bekes K, Heinzelmann K, Lettner S, Schaller HG. Eficácia de produtos dessensibilizantes contendo 8% de arginina e carbonato de cálcio para o alívio da hipersensibilidade em molares afectados por MIH: um estudo clínico de 8 semanas. Clin Oral Investig. 2017 Sep;21(7):2311-2317.

52. Ozgül BM, Saat S, Sönmez H, Oz FT. Avaliação clínica do tratamento dessensibilizante para dentes incisivos afectados por hipomineralização molar-incisivo. J Clin Pediatr Dent. 2013 Winter;38(2):101-5.

53. Crombie F, Manton D, Palamara J, Reynolds E. Infiltração de resina no esmalte hipomineralizado em desenvolvimento. Int J Paediatr Dent. 2014 Jan;24(1):51-5.

54. Kumar H, Palamara JEA, Burrow MF, Manton DJ. Uma investigação sobre o efeito de um infiltrante de resina nas propriedades micromecânicas do esmalte hipomineralizado. Int J Paediatr Dent. 2017 Sep;27(5):399-411.

55. Denis M, Atlan A, Vennat E, Tirlet G, Attal JP. Defeitos brancos no esmalte: diagnóstico e anatomopatologia: dois factores essenciais para um tratamento adequado (parte 1). Int Orthod. 2013 Jun;11(2):139-65.

56. Pliska BT, Warner GA, Tantbirojn D, Larson BE. Tratamento de lesões de manchas brancas com pasta ACP e microabrasão. Angle Orthod. 2012 Sep;82(5):765-9.

57. Wright JT. A técnica etch-bleach-seal para gerir defeitos de esmalte manchado em incisivos permanentes jovens. Pediatr Dent. 2002 maio-Jun;24(3):249-52.

58. Attal JP, Atlan A, Denis M, Vennat E, Tirlet G. Manchas brancas no esmalte: protocolo de tratamento por infiltração superficial ou profunda (parte 2). Int Orthod. 2014 Mar;12(1):1-31.

59. Paris S, Meyer-Lueckel H. Mascaramento de lesões de manchas brancas no esmalte labial por infiltração de resina - um relatório clínico. Quintessence Int. 2009 Oct;40(9):713-8.

60. Peumans M, Van Meerbeek B, Lambrechts P, Vanherle G. O desempenho clínico de 5 anos de adições diretas de compósito para corrigir a forma e a posição do dente. II. Qualidades marginais. Clin Oral Investig. 1997 Feb;1(1):19- 26.

61. Hasmun N, Lawson J, Vettore MV, Elcock C, Zaitoun H, Rodd H. Mudança na qualidade de vida relacionada com a saúde oral após tratamento estético minimamente invasivo em crianças com hipomineralização de incisivos molares: Um Estudo Prospetivo. Dent J (Basel). 2018 Nov 1;6(4):61

ÍNDICE DE CONTEÚDOS

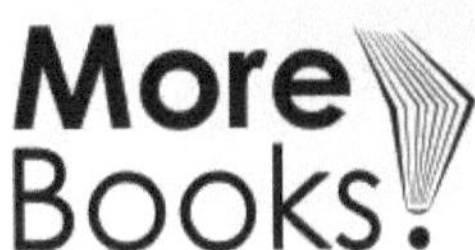

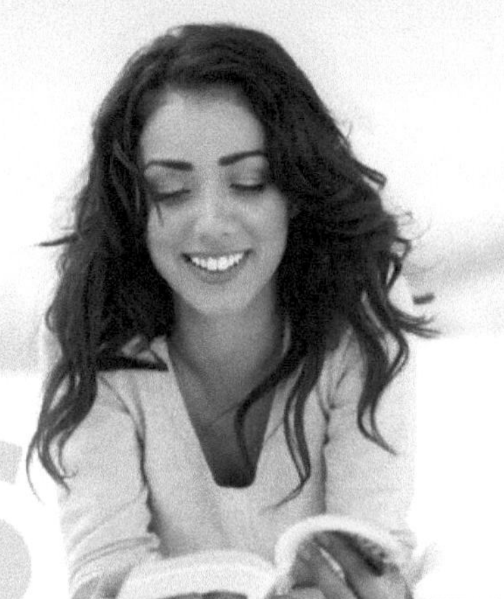

I want morebooks!

Buy your books fast and straightforward online - at one of world's fastest growing online book stores! Environmentally sound due to Print-on-Demand technologies.

Buy your books online at
www.morebooks.shop

Compre os seus livros mais rápido e diretamente na internet, em uma das livrarias on-line com o maior crescimento no mundo! Produção que protege o meio ambiente através das tecnologias de impressão sob demanda.

Compre os seus livros on-line em
www.morebooks.shop

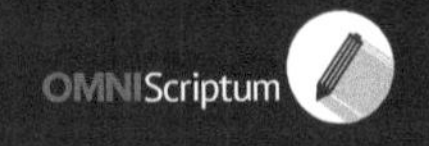

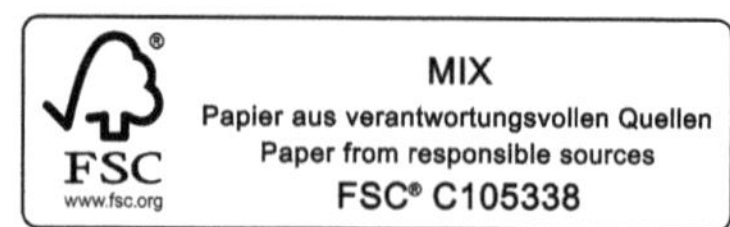

Printed by Books on Demand GmbH, Norderstedt / Germany